经典中药临床实用丛书

U0229582

中药治疗常见病通用手册

韩公羽　韩绍玟　韩　森　编著

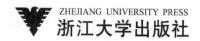

ZHEJIANG UNIVERSITY PRESS
浙江大学出版社

图书在版编目(CIP)数据

中药治疗常见病通用手册 / 韩公羽,韩绍玫,韩森编著.
—杭州:浙江大学出版社,2014.5
ISBN 978-7-308-13167-4

Ⅰ.①中… Ⅱ.①韩…②韩…③韩… Ⅲ.①常见病—
中药疗法—手册 Ⅳ.①R243—62

中国版本图书馆 CIP 数据核字(2014)第 087180 号

中药治疗常见病通用手册

韩公羽　韩绍玫　韩　森　编著

责任编辑	阮海潮(ruanhc@zju.edu.cn)	
封面设计	黄晓意	
出版发行	浙江大学出版社	
	(杭州市天目山路 148 号　邮政编码 310007)	
	(网址:http://www.zjupress.com)	
排　　版	浙江时代出版服务有限公司	
印　　刷	浙江云广印业有限公司	
开　　本	710mm×1000mm　1/16	
印　　张	11.25	
字　　数	202 千	
版印次	2014 年 5 月第 1 版　2014 年 5 月第 1 次印刷	
书　　号	ISBN 978-7-308-13167-4	
定　　价	29.00 元	

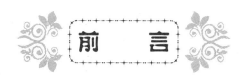

前　言

　　中医中药治病,已经发展了几千年,具有严谨的理论体系和深刻的科学内涵,在临床上有着稳定的疗效,为世人所公认。

　　中药单方,有不少地方可以"就地取材",解决一些普通的疾病;中药复方,与疾病的多环节、多因素的病因病理相吻合,就可以发挥很好的治疗作用。祖国医药学是一个伟大的宝库,值得进一步研究。

　　全书主要分为四个部分:

　　一、最常用中药治疗常见病;

　　二、次常用中药治疗常见病;

　　三、少常用中药治疗常见病;

　　四、常用中药临床研究。

　　我们借鉴了我国医药学工作者的有关学术资料与科学研究成果,并结合自己的工作经验来编写此书。在本书中,可能存在不妥或讹误之处,恳请专家和广大读者给予指正。

编著者

2014 年 4 月

目 录
CONTENTS >>>

一、最常用中药治疗常见病

二、次常用中药治疗常见病

三、少常用中药治疗常见病

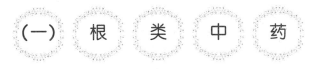

 1. 何首乌

来源 为蓼科植物何首乌的块根。

应用 **治未老先衰(体质虚弱)、头发早白:**用制首乌15克,大生地30克(酒洗),放在茶壶内(忌铁器),冲入沸开水泡取汁,当茶饮用,每隔3天至6天换新药1次。连服3~4个月。在服药期间注意饮食起居,保持精神愉快,并忌食诸血(如猪血、牛血、羊血、鸡血、鸭血等)及无鳞鱼、葱、蒜、萝卜等。

按:此方只适用于青壮年贫血体弱患者。在服药期内如有伤风咳嗽或消化不好、腹泻、大便溏薄等情况,应暂时停服。

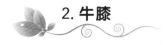 **2. 牛膝**

来源 为苋科植物怀牛膝的干燥根。

应用 中医经验认为,牛膝能引血下行,可以减轻上部充血,如吐血、鼻出血、虚火牙痛等症都是上部充血的表现,往往用牛膝配合凉血止血药或滋阴清热药来治疗。因为牛膝的药性是向下走的缘故,所以常应用于下肢足部的疾患。内服煎汤5~15克。

凡中气下陷、脾虚泄泻、梦遗滑精、月经过多患者及孕妇均禁服。

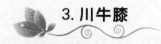

3. 川牛膝

来源 为苋科植物川牛膝的干燥根。

应用 **治月经不通:**川牛膝 15 克,水煎加米酒调服。

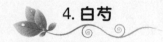

4. 白芍

来源 为毛茛科植物芍药的根。

应用 **治受寒引起的腹痛及足腓肠肌痉挛作痛:**可用白芍 9 克,甘草 4.5 克,加水煎服。

按:这是一张古方,名叫"芍药甘草汤"。

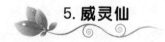

5. 威灵仙

来源 为毛茛科植物威灵仙的根及根茎。

应用 **治鱼骨梗喉:**用威灵仙 15 克,加水两碗,煎取汁一碗,在一小时内频频漱口后缓缓咽下。其他如鸡骨、鸭骨等梗喉,也可用此法治疗。

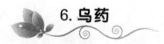

6. 乌药

来源 为樟科植物乌药的根。

应用 **治寒疝腹痛:**乌药 12 克,高良姜、小茴香各 4.5 克,青皮 6 克,水煎服。

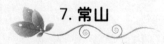

7. 常山

来源 为虎耳草科植物黄常山的根。

应　用　**治疟疾不止**：常山、乌梅炭各 30 克。常山用生姜汁泡 3 天,共研细末,每次 6 克,每日 3 次,连服 3 天。

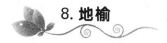

8. 地榆

来　源　为蔷薇科植物地榆的根。

应　用　**治便血**：可用**地榆甘草汤**,即地榆 15 克,甘草 4.5 克,水煎服。

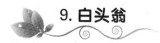

9. 白头翁

来　源　为毛茛科植物白头翁的根。

应　用　**治阿米巴痢疾**：阿米巴痢疾是一种由阿米巴原虫引起的肠道传染病,它的症状一般没有细菌痢疾那样厉害,典型病例发热不高,腹痛不剧,但容易变成慢性。大便每天约五六次至一二十次,混有黏液及脓血,常呈褐色,发出腐臭。腹部有压痛,以右下腹为显著。

治疗方法：可每天用白头翁 18 克,加适量水,煮沸五六分钟,滤渣,取汁,分三次服,每隔四小时服一次,连服 7～10 天。儿童剂量酌减。

10. 山豆根

来　源　为豆科植物越南柔枝槐的根及根茎。

应　用　**治牙龈肿痛**：山豆根 15 克,煎水,分多次含于口中,数分钟后吐出,稍停再含。

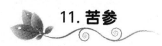

11. 苦参

来　源　为豆科植物苦参的根。

应　用　**治脓疱疮、皮肤瘙痒症**：苦参 30 克,煎汤,外洗患部。

12. 葛根

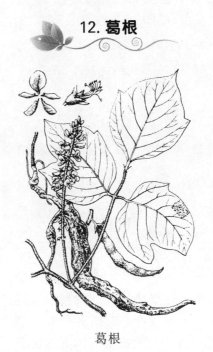

葛根

来源　为豆科植物野葛的块根。

应用　**治高血压颈项强痛**：葛根 15 克，水煎服。

13. 甘草

来源　为豆科植物甘草的根及根茎。

应用　**治腹痛痉挛**：可用**芍药甘草汤**（《伤寒论》方），即芍药 15～18 克，甘草 6～9 克。煎分 2 次服。

适应证：腹痛及腿脚痛都可用。但腹痛不拒按者及腿脚挛痛不红肿者，用白芍、炙甘草；腹满时痛拒按者及腿脚胀痛而红肿者，用赤芍、生甘草。

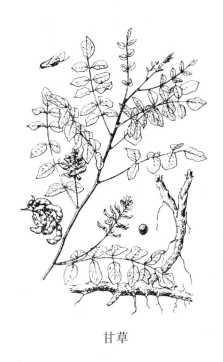

甘草

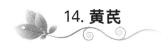

14. 黄芪

（来 源） 为豆科植物膜荚黄芪的根。

（应 用） **治结核盗汗**：每天用黄芪 12 克，红枣 6 个（去核），煎服，连服一两个星期。

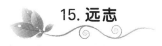

15. 远志

（来 源） 为远志科植物远志的根。

（应 用） **治一切痈疽肿毒初起**：可用远志 30～60 克，去心（即抽去远志里面的木质部，商名名称叫远志肉或远志筒），加黄酒适量，放在砂锅内煮烂，再捣烂如泥，敷在患处，用油纸或蜡纸衬垫，再用纱布包扎。

每天换药一次，至肿消为止。如痈疽已将化脓，不能消退时，用之无显著功效。

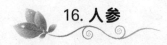

16. 人参

来　源　为五加科植物人参的根。

应　用　用于脾胃虚寒、胃纳不佳、食少便溏、气短乏力：可用四君子汤，即人参 3 克，白术、茯苓各 9 克，甘草 3 克，水煎服。

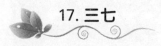

17. 三七

来　源　为五加科植物三七的干燥块根。

应　用　**1. 治跌仆损伤，以致疼痛难忍，但并无脱骺、骨折及内脏损伤等现象者：**可将 6 克三七研成细粉，分 2 次用温开水送服。如能饮酒者，可用黄酒一小杯（约 2 汤匙），调入三七粉，再用温开水送服。

2. 治外伤，如皮肤肿痛，但并无破裂出血现象者：可用三七粉适量，用米醋调和，涂敷肿痛处，可消肿止痛。

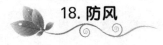

18. 防风

来　源　为伞形科植物防风的根。

应　用　治感冒风寒，头痛身痛，咳嗽：防风 9 克，杏仁 9 克，葱白 9 克，生姜 3 片，水煎服。

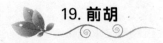

19. 前胡

来　源　为伞形科植物白花前胡的根。

应　用　治风热感冒、发热喉痛、咳嗽痰多、气急等症：可用前胡、薄荷、桔梗各 6 克，牛蒡子、杏仁各 9 克，水煎服。

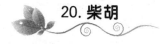
20. 柴胡

来源 为伞形科植物柴胡的根。

应用 **治疟疾、寒热阵作:**可用**小柴胡汤**加草果、常山各 9 克,水煎服。

小柴胡汤:柴胡、黄芩、法半夏各 9 克,甘草 3 克,生姜 6 克,大枣 3 枚,党参 9 克,水煎服。

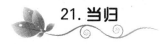
21. 当归

来源 为伞形科植物当归的根。

应用 **治月经不调、痛经:**可在经期前 7 天,每天用当归(可用全当归)12 克,加水一碗半,煎成一浅碗,分两次服。连服 7 天至 10 天。

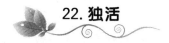
22. 独活

来源 为伞形科植物重齿毛当归的根。

应用 **治风湿性关节炎,腰脚疼痛,手脚抽搐:**可用独活 9 克,秦艽 9 克,防风 9 克,细辛 3 克,水煎服。

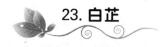
23. 白芷

来源 为伞形科植物杭白芷的根。

应用 **治鼻炎引起头痛:**白芷、苍耳、辛夷各 9 克,薄荷 4.5 克,共研末,每次服 3～9 克。用温开水冲服。

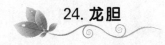

24. 龙胆

来源 为龙胆科植物龙胆的根和根茎。

应用 **治风火赤眼**:每天用龙胆 2.7 克,研成细粉,分 3 次服,即每次吞服 0.9 克,每隔四小时服 1 次;连服 3 天。儿童剂量酌减。如症状颇重,可同时用冬桑叶煎汤熏眼。

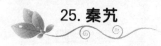

25. 秦艽

来源 为龙胆科植物秦艽的根。

应用 **治肺结核病,下午低热,夜眠汗出**:秦艽、地骨皮各 9 克,青蒿 6 克,甘草 6 克,水煎服。

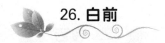

26. 白前

来源 为萝摩科植物柳叶白前的全草。

应用 **用于麻疹未透**:柳叶白前根 120 克,水煎熏洗。

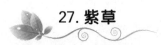

27. 紫草

来源 为紫草科植物软紫草的根。

应用 **1. 治火烫、虫咬、湿疹**:可用紫草根 30 克,酌加芝麻油,以慢火煎半小时,滤去渣,取油,即以紫草根油搽患处。

2. 预防麻疹:麻疹(俗称疹子)是一种很易传染的发疹热病,病原体是一种病毒,发病时有特有的红色皮疹。在发疹以前并有全身不适、发热、喷嚏、咳嗽、流泪、怕光等症状。在发麻疹时,身体的抵抗力减弱,因此容易引起各种并发症,威胁儿童的健康。所以在麻疹流行时期,年幼抵抗力弱的儿童必须进行预防。可以用紫草根来预防,每天用紫草根 6

～12克(视年龄大小决定剂量,一岁以下用6克,两岁以上用12克),放入砂锅内,加水一碗,用慢火煎半小时,去渣,取汁,只煎一次,煎取药汁约半饭碗,酌加白糖调味,分两次服,上午服一半,下午服一半。隔日煎服一帖,共服三帖。注意:紫草根有滑肠作用,服紫草根汤后,如有大便溏薄现象,不必疑惧;但如有腹泻,大便每天数次,应暂停服药。

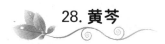

28. 黄芩

来 源 为唇形科植物黄芩的干燥根。

应 用 **1. 治热嗽痰壅:**黄芩18克,水煎服。或配半夏、制南星各9克,水煎服。

2. 治肺热咳嗽:可用**黄芩泻肺汤**,即黄芩、连翘、栀子各9克,大黄、杏仁、枳壳各6克,桔梗、薄荷、甘草各3克,水煎服。

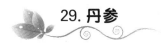

29. 丹参

来 源 为唇形科植物丹参的根。

应 用 **治月经不调或产后恶露不尽:**丹参12克,泽兰12克,香附6克,水煎服。或用丹参12克,当归12克,小茴香6克,水煎服。

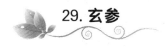

29. 玄参

来 源 为玄参科植物玄参的根。

应 用 **治咽喉干痛,无发热者:**可每天用玄参9～15克,用煮沸的白开水泡汁,或煎汁饮,分3～4次服。儿童用量酌减。

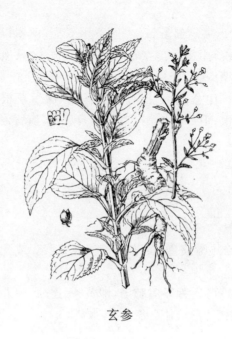

玄参

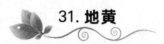

31. 地黄

来源 为玄参科植物地黄的新鲜或干燥块根。

应用 治鼻出血:鲜地黄 30 克,水煎服。

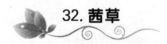

32. 茜草

来源 为茜草科植物茜草的干燥根。

应用 用于归女瘀阻经闭及产后恶露不下等症:茜草根 15 克,水煎服。

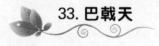

33. 巴戟天

来源 为茜草科植物巴戟天的根。

应用 治男子阳痿早泄,女子阳虚不孕:巴戟天、党参、覆盆子、菟丝子各 9 克,山药 18 克,神曲 9 克,研末,炼蜜为丸,每次 9 克,每日 2 次,开水送下。

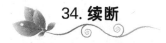

34. 续断

来源 为川续继科植物川续断的干燥根。

应用 **1. 治妇女崩漏经多:** 可用**续断丸**(《妇科大全》方),即续断、当归、黄芪、龙骨、赤石脂、地榆各 9 克,熟地 12 克,川芎、艾叶各 1.5 克。研末为丸,每次 6 克,每日 2 次,开水送服。

2. 治肝肾不足,腰背酸痛: 可用**续断丸**,即续断、五加皮、薏苡仁、防风各 9 克,羌活 6 克,牛膝、草薢、木瓜各 9 克,地黄 15 克,白术 9 克,研末为丸,每次 9 克,每日 2～3 次,淡盐汤或温酒送服。

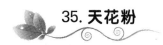

35. 天花粉

来源 为葫芦科植物栝楼的根。

应用 **1. 治肺热干咳,咽干口渴:** 天花粉、麦门冬各 12 克,北沙参 15 克,桔梗 9 克,水煎服。

2. 治糖尿病: 天花粉 30 克,生石膏、生地黄各 15 克,知母 12 克,水煎服。

36. 桔梗

来源 为桔梗科植物桔梗的根。

应用 **1. 治伤风咳嗽:** 桔梗 3 克,荆芥 4.5 克,紫菀 4.5 克,百部 6 克,白前 6 克,橘红 3 克,甘草 2.4 克,微炒,不要炒焦,共研细末,每次服 9 克,用煮沸白开水调服,连服 3 天。

2. 治扁桃体炎: 桔梗 6 克,金银花、连翘各 9 克,生甘草 3 克,水煎服。

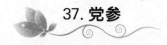

37. 党参

来源 为桔梗科植物党参的根。

应用 治老年人气虚衰弱乏力：可用党参 250～500 克，洗净泥沙（但不可水浸，以防有效成分浸出而降低药力），切去芦头（即党参的头部粗糙不规则部分），再放在碗内，在煮饭时放在饭锅内蒸，每天蒸一次或两次，共蒸 9 次。党参在蒸熟后有一股糖香气，味甜，软糯如萝卜干，每天嚼食 12～15 克，分两次服，每天早、晚空腹时各服 1 次，连渣嚼细一并食下。如有伤风感冒或伤食腹泻，必须暂停服食。

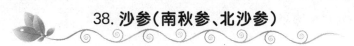

38. 沙参（南秋参、北沙参）

来源 南沙参为桔梗植物沙参的根。北沙参为伞形科植物北沙参的根。

应用 治热病后期余热未尽，咽干口渴：可用生地黄 15 克，沙参 12 克，玉竹、麦冬各 9 克，水煎服。

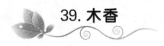

39. 木香

来源 为菊科植物木香的根。

应用 治急性肠炎、痢疾等症：可用香连丸（中药店有售）；或用木香 3 克，黄连 6 克，水煎服。

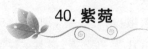

40. 紫菀

来源 为菊科植物紫菀的根和根茎。

应用 治肺结核阴虚咳嗽，痰中带血等症：可用紫菀汤，即紫菀 9 克，知母 9 克，贝母 6 克，桔梗 6 克，阿胶 9 克，党参 9 克，茯苓 9 克，甘草 3

克,水煎服。

41. 百部

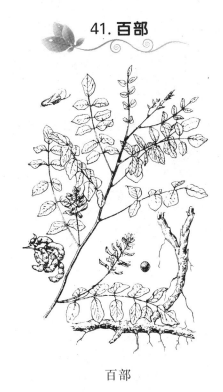

百部

来源 为百部科植物直立百部的根。

应用 **治蛲虫病:**百部、槟榔、使君子各等量研末,用油调敷肛门周围。

42. 麦门冬

来源 为百合科植物麦冬的块根。

应用 润肠通便,用于阴虚肠燥便秘。

可用《温病条辨》中的增液汤:麦门冬 15 克,生地 15 克,玄参 9 克,水煎服。

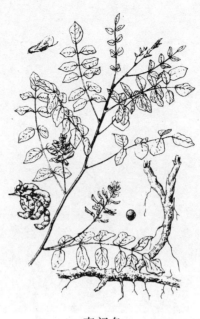

麦门冬

43. 天门冬

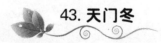

来源 为百合科植物大门冬的块根。

应用 **治热病后期津伤便秘：**天门冬、生地各 12 克,当归、玄参、火麻仁各 9 克,水煎服。

44. 郁金

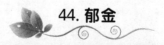

来源 来源于姜科植物温郁金等的块根。

应用 **治痧症腹痛：**可用**郁金丸**,即郁金、延胡索各 9 克,木香、雄黄各 4.5 克,五灵脂 6 克,砂仁 3 克,生阴矾 0.9 克,研末,神曲糊丸,每次 9 克,每日 2 次。

45. 附子

来源 为毛茛科植物乌头的侧根。主要栽培于四川、陕西、湖北、湖南、云南等地。

应用 附子有温里、散寒、祛风湿,适用于手足冰冷、脉搏微弱、出冷汗等阳气亡失的症状;又可应用于虚寒性水肿、腹部冷痛、泄泻及风湿痛等症。

附子有毒性,故一般须经过炮制后再行使用(称为制附子),生附子不宜内服。

附子经过炮制,仍有一些毒性,故在使用较大剂量时,必须慎重,以防中毒。

中医药经典著作《伤寒论》有成方"四逆汤":附子、甘草、干姜,煎汤服治吐利、四肢厥冷、脉微欲绝者,可以"回阳救逆"。

四川江油附子研究

(一)

生附子磨粉,用苯提取,层析分离,光谱鉴定,得下列 7 种二萜类生物碱:乌头碱、美沙乌头碱、海帕乌头碱、北乌碱、附子灵、尼奥灵、卡拉可林(《药学学报》,1985,20(1):71)。

(二)

江油附子的根粉,由苯提取后水母液,从其中分离出一种水溶性生物碱,代号为 AW-1,经元素分析、光谱鉴定(IR、UV、MS、^{1}H 及^{13}C-NMR 等数据分析)证明是尿嘧啶[Uracil(Ⅰ),2,4-Diketo-pyrimidine],其对蟾蜍离体心脏用 $5\mu mol/L$,具有明显的加强心肌收缩作用($p<0.01$)。与合成品尿嘧啶[Uracil(Ⅱ)]对照,两者强心作用一致,用药 3min 后估计尿嘧啶(Ⅰ)及尿嘧啶(Ⅱ)增加50%的效应剂量分别为 $4.17\mu mol/L$,$4.68\mu mol/L$。两者作用随剂量增加与时间延长而逐渐增强,且不影响心率($p<0.05$)。因此,可以认为江油附子是一种新型的强心成分,为首次发现(《天然产物研究与开发》,1997,9(3):30)。

(三)

四川江油附子根粉,用水提取 8 次,每次 12 小时,浸出液合并,减压浓缩得水浸膏。经多次硅胶柱层析,得到 6 种化合物:尿嘧啶、华北乌头碱、黄草乌碱、尼奥灵、新江油乌头碱、附子亭。经理化常数测定和光谱分析证明新江油乌头碱为一新化合物(《药学学报》,1992,27(9):670)。

(四)

江油附子根粉,用苯提取后,再用乙醇提取,将醇提取物用硅胶 H 低压柱层析,甲醇洗脱,分得一种微量水溶性季铵生物碱,经鉴定为一种新的生物碱,命名为附子亭,为首次从江油附子中分离获得(《第二军医大学学报》,1992,13(2):167)。

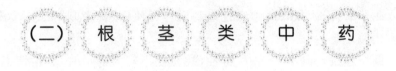

(二)根茎类中药

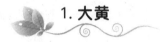

1. 大黄

来源 为蓼科植物掌叶大黄的根茎。

应用 **1. 治成人便秘**:生大黄 0.9 克,研末吞服。

孕妇忌用,妇女在月经期内或哺乳期内亦不宜服用;身体衰弱的人也不宜服用。

2. 治跌打损伤,瘀血作痛:大黄、当归各等份,研末。每次 9 克,每日 2 次,黄酒调服。

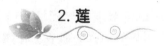

2. 莲

来源 为睡莲科植物莲。

应用 **1. 治吐血**:可用**双荷散**,即藕节 15 克,荷蒂 9 克,水煎服。

2. 治肺结核咳血、鼻出血:可用鲜藕绞汁(先将鲜藕用冷开水洗净,去皮,捣烂,再将煮沸消毒过纱布取鲜藕汁,每天饮 1～2 杯。)

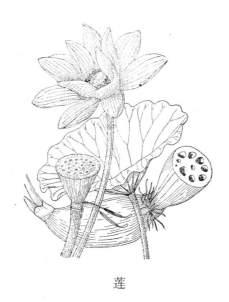

莲

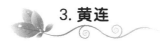

3. 黄连

来 源 为毛茛科植物黄连的根茎。

应 用 **治细菌性痢疾：**每天用黄连 4.5 克，研成细粉，分三次吞服，即每次吞服 1.5 克，每 4 小时服 1 次。连服 5～7 天，至大便恢复正常为止。

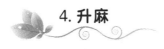

4. 升麻

来 源 为毛茛科植物升麻的根茎。

应 用 **治胃热口疮，牙龈的溃烂，出血：**可用**清胃散**（《兰室秘藏》方），即升麻 3 克，牡丹皮 1.5 克，归身、黄连、生地各 0.9 克，为散剂，水煎服。

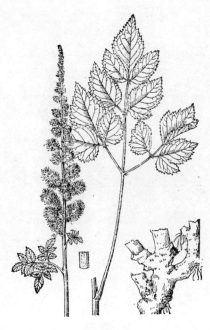

升麻

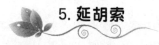

5. 延胡索

来源 为罂粟科植物延胡索的块茎。

应用 **1. 治经停腹痛**：延胡索、当归、芍药、厚朴各 9 克，三棱、莪术、木香各 4.5 克，水煎服。

2. 治三叉神经痛：延胡索、川芎、白芷各 15 克，苍耳子 9 克，水煎服。

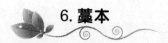

6. 藁本

来源 为伞形科植物藁本的根茎和根。

应用 **治头顶痛**：藁本、防风、白芷各 9 克，甘草 4.5 克，水煎饭后服。

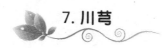

7. 川芎

来源 为伞形科植物川芎的根茎。

应用 **治风热头痛**：川芎、僵蚕各 4.5 克，菊花、生石膏各 9 克，为散剂或水煎服。

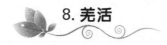

8. 羌活

来源 为伞形科植物羌活的根茎和根。

应用 **治凤湿性关节炎**：羌活 9 克，鸡血藤 12 克，秦艽 15 克，威灵仙 9 克，当归 9 克，水煎服。

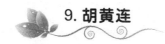

9. 胡黄连

来源 为玄参科植物胡黄连的根茎。

应用 **治肺结核下午低热，两颧发红，咳嗽痰血等症**：可用**清骨散**，即胡黄连 6 克，银柴胡 6 克，青蒿 9 克，鳖甲 9 克，地骨皮 9 克，知母 9 克，秦艽 9 克，甘草 3 克，水煎服。

10. 苍术

来源 为菊科植物茅苍术的根茎。

应用 **治夜盲症或屡发性丹毒**：都可用**苍术膏**，即用苍术 500 克，放在砂锅内，加水以慢火煎取浓汁，将药汁滤出后，再加水煎煮取汁，直煎至苍术无味时，可弃去药渣，然后将药汁并在一锅内，再用慢火煎熬，使水分蒸发一部分，浓缩成薄膏，再加入蜂蜜 120 克，和匀即成。每日早晚空腹时各用温开水调服 1 汤匙。服完后可再继续一付，直至见效为止。

11. 白术

来源 为菊科植物白术的根茎。

应用 **治身面浮肿，尤对孕妇水肿有效**：可用**全生白术散**，即白术、大腹皮、生姜皮、五加皮、地骨皮各9克，茯苓皮15克，水煎服。

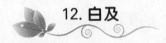

12. 白及

来源 为兰科植物白及的块茎。

应用 **1. 治肺结核咳血**：可将白及研成细粉，每次服3克，每天用温开水调服两次。

2. 治冻疮已成，尚未溃烂：白及粉15克，猪油60克，加白及粉调和，轻敷冻疮处。

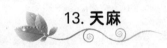

13. 天麻

来源 为兰科植物天麻的根茎。

应用 **治破伤风，可用"玉真散"**：天麻、防风、羌活、制白附、制南星、白芷各等份，共研细末，每次3～6克，每日2～3次，开水或黄酒冲服。

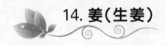

14. 姜（生姜）

来源 为姜科植物姜的新鲜根茎。

应用 **治感冒风寒或雨淋水浸之后引起的怕冷、发热或腹部冷痛等症**：可用生姜4厚片，酌加红糖，加水煎汁大半碗，趁热服，可以促使发汗，驱除寒气。

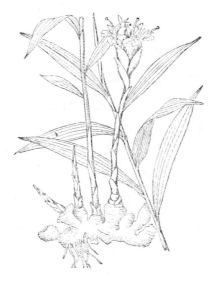

姜(生姜)

15. 高良姜

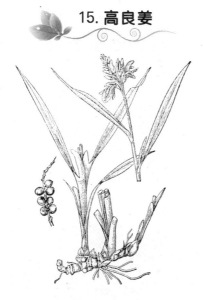

高良姜

来　源　为姜科植物高良姜的根茎。

应　用　**良附丸**（中药店有售，是用高良姜、香附制成的）：有暖胃、止痛作用，可治胃寒疼痛、呕吐酸水等症。每次服 3～4.5 克，用温开水送服。

16. 姜黄

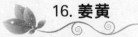

来源 为姜科植物姜黄的根茎。

应用 治妇女宫冷、月经不调、脐腹刺痛:可用**姜黄散**,即姜黄、莪术、红花、桂心、川芎各 4.5 克,白芍、延胡索、丹皮、当归各 9 克。水酒各半煎服。

17. 莪术

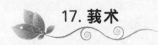

来源 为姜科植物莪术等的根茎。

应用 治经闭腹痛带下等症:可用**莪术散**,即莪术 6 克,川芎 4.5 克,熟地 9 克,白芍 9 克,白芷 9 克。研末,每次 9 克。每日 3 次,盐汤送服。

18. 射干

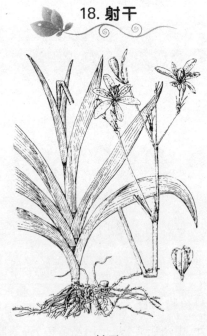

射干

来　源　为鸢尾科植物射干的根茎。

应　用　**治急性喉炎:**射干6～12克,水煎服。外用鲜品捣烂或干品研末调开水敷颈下。

19. 山药

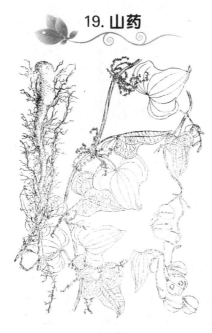

山药

来　源　为薯蓣科植物山药的块茎。

应　用　**治慢性泄泻(经常腹泻、食欲减退、消化力弱):**用山药60克,研成细粉,再加入熟糯米粉1升,和匀。每天早晨用山药炒米粉4～5汤匙,酌加白糖,并加胡椒粉少许,加水适量,煮成浆糊状,即可食用,作为早餐,有胡椒香味而不辣,味道很好。以后可酌量增加用量。

20. 萆薢

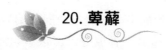

来　源　为薯蓣科植物粉背薯蓣的根茎。

应　用　**治湿痹肢体疼痛不能行走:**可用**萆薢丸,**即萆薢9克,牛膝9克,丹参12克,附子6克,白术9克,枳壳6克,为细末,炼蜜为丸,每次9克,温酒下。

21. 知母

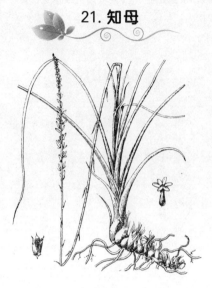

知母

来源 为百合科植物知母的根茎。

应用 治肺结核,骨蒸潮热,盗汗,咳嗽咯血,或神经官能症引起的失眠遗精等症:可用**知柏地黄丸**,即知母 9 克,黄柏 6 克,地黄 15 克,丹皮 9 克,山茱萸 6 克,山药 12 克,茯苓 9 克,泽泻 9 克,水煎服。

中药知母有效成分的研究[①]:取秋季采集的新鲜西陵知母的根茎,从中分离得到知母皂苷元,知母皂苷 A 与 B,知母黄酮和知母甾醇。经理化鉴定与光谱分析,确认知母皂苷元为萨尔萨皂苷元,知母皂苷 A 为萨尔萨皂苷元-3-O-β-D-葡萄糖基(1→2)-O-β-D-半乳糖苷;知母皂苷 B 可能为新皂苷,其化学结构为:在知母皂苷 A 分子上再联结 2 分子葡萄糖。知母黄酮为芒果苷,知母甾醇为 β-谷甾醇。皂苷 B 与 β-谷甾醇为首次从知母中分离得到。

自内蒙古赤峰地区产的中药知母,取药用部位根茎,从乙醇提取物中分得单体化合物 A_1、A_2 和 B 三种成分。用化学和波谱分析鉴定,确定 A_1 为萨尔萨皂苷元-3-O-β-D-吡喃葡萄糖基(1→2)-β-D-吡喃半乳糖苷;A_2 为

---

① 洪永福,韩公羽. 第二军医大学学报,1984 年增刊,第 80 页。

吗尔考皂苷元-3-O-β-D-吡喃葡萄糖基(1→2)-β-D-吡喃半乳糖苷和26-O-β-D-吡喃葡萄糖基呋甾-20(22)-烯-3β-2,6-二醇-3-O-β-D-吡喃葡萄糖基(1→2)-β-D-吡喃半乳糖苷;B为一新的甾体皂苷,经初步药理实验显示,具有抑制 PAF 诱导的兔血小板聚集作用。

22. 川贝母与浙贝母

来源　两种贝母均为百合科植物暗紫贝母等与浙贝母的鳞茎。

应用　**1. 治慢性咳嗽或肺痨病咳嗽,喉干或喉痒,痰不多,不发烧:**可用川贝母 6 克,酌加冰糖,共研细粉,分 4 次吞服,吞服时可放在口内慢慢咽下。这是 1 天量,可连服数天。

2. 治成人平日多食肥腻,咳嗽痰多,大便不畅,而饮食如常:可用白萝卜切丝,榨取汁,约一饭碗;再将浙贝母 12 克,研细粉,调入萝卜汁内,煮沸几分钟,分 2 次服,上、下午各服 1 次。如怕味苦,可稍加白糖,连服 3 天。

23. 百合

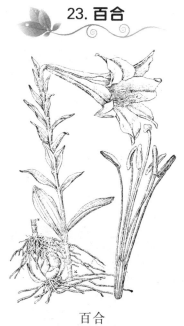

百合

来源　为百合科植物百合、卷丹等的鳞茎。

应用 治肺虚喘咳,阴虚火旺,咽喉燥痛,咳嗽痰中带血,舌红少苔,脉细数者:可用**百合固金汤**,即百合、白芍、当归、川贝各3克,生地6克,熟地9克,麦冬4.5克,玄参、桔梗各0.9克,甘草3克,水煎服。

24. 玉竹

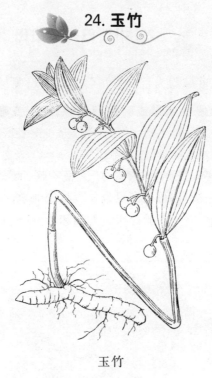

玉竹

来源 为百合科植物玉竹的根茎。

应用 治阴虚感冒:玉竹9克,生葱白3枚,桔梗4.5克,白薇3克,豆豉12克,薄荷4.5克,炙甘草1.5克,红枣2枚,水煎服。

25. 石菖蒲

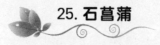

来源 为天南星科植物石菖蒲的根茎。

应用 治痢疾噤口不食:可用**开噤散**,即人参1.5克,川黄连4.5克,石菖蒲6克,石莲子9克,丹参12克,茯苓9克,陈皮9克,陈米9克,冬瓜仁15克,荷叶蒂9克,水煎服。

26. 天南星

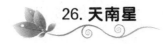

来源 为天南星科植物天南星的根茎。

应用 治破伤风:可用**玉真散**,即制南星、防风等份,研末,每次 3 克,每日 2 次,生姜汁或温酒调下;亦可外敷伤口。

27. 半夏

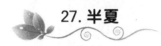

来源 为天南星科植物半夏的块茎。

应用 治妊娠呕吐:妇女妊娠呕吐,如无发热等其他症状者,可用姜半夏 9 克,茯苓 6 克,生姜 3 克,加水煎汁凉服,如呕吐颇剧,应分 2～3 次服,以防药力未到而吐掉。

28. 香附

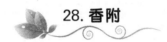

来源 为莎草科植物莎草的根茎。

应用 治胸腹胀痛,胃神经官能症:可用**小乌沉汤**,即香附 6 克,乌药 9 克,甘草 3 克,水煎服。

29. 三棱与荆三棱

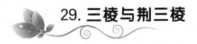

来源 三棱为黑三棱科植物黑三棱的块茎。荆三棱为莎草科植物荆三棱的块茎。

应用 治月经不通:可用**和血通经汤**,即三棱 6 克,莪术 6 克,当归 9 克,熟地 12 克,红花 4.5 克,贯众 6 克,苏木 6 克,血竭、肉桂、木香各 4.5 克,水煎服。

30. 白茅

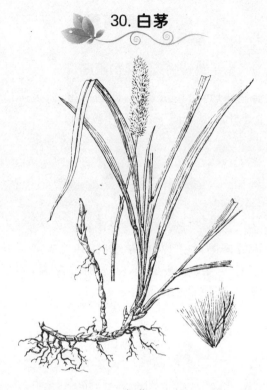

白茅

来源 为禾本科植物白茅的根茎。

应用 **1. 治肺热喘急**：生茅根 30 克，水煎，食后温服。

2. 治虚痨痰中带血。肺结核及支气管扩张咳血亦可用三鲜饭，即鲜茅根 30 克，鲜小蓟 15 克，鲜藕节 30 克，水煎服。

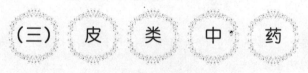

（三）皮 类 中 药

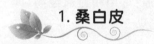

1. 桑白皮

来源 为桑科植物桑的根皮。

应用 **1. 治肺炎喘咳**：桑白皮 9 克，枇杷叶 9 克，水煎服。

2. 治慢性气管炎,咳嗽气喘:桑白皮 15 克,苏子 9 克,生甘草 6 克,水煎服。

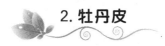

2. 牡丹皮

来 源　当毛茛科植物牡丹的干燥根皮。

应 用　**1. 治经行先期,午后低烧,经血色黑兼有瘀块而量多者:** 可用**清经汤**,即牡丹皮 9 克,青蒿 9 克,地骨皮 9 克,黄柏 6 克,熟地 12 克,白芍 9 克,茯苓 9 克,水煎服。

2. 治虚损经闭,潮热体疲,午后发烧: 可用**牡丹散**(《局方》方),即牡丹皮、干漆、苏木、莪术、鬼箭羽、甘草、当归、桂心、芍药、延胡索、陈皮、红花、乌药、没药。

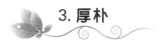

3. 厚朴

来 源　为木兰科植物厚朴的树皮。

应 用　**治脘腹寒痛,胀满不食等:** 可用**厚朴温中汤**,即厚朴 9 克,陈皮 6 克,干姜 3 克,草豆蔻 4.5 克,赤茯苓 9 克,木香 3 克,甘草 3 克,生姜、大枣各 9 克,水煎服。

4. 肉桂

来 源　为樟科植物肉桂的干皮。

应 用　**治虚寒性胃痛、腹痛及妇人血寒经痛等:** 肉桂研末,每次 3 克,黄酒调下。

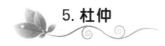

5. 杜仲

来 源　为杜仲科植物杜仲的树皮。

应用 治肾虚腰痛,挟有风寒者:可用**杜仲酒**,即杜仲、丹参各 9 克,川芎 4.5 克,桂心 3 克,细辛 4.5 克,浸酒服。

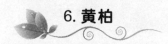

6. 黄柏

来源 为芸香科植物黄柏的树皮。

应用 治外耳道炎、耳流黄水、耳疖流脓:可用黄柏 15 克,鱼脑石(黄花鱼头骨中的石块)8 个,麻油 60 克,先将黄柏与鱼脑石共研为极细粉,放在瓶内,再将麻油倒入浸 1 小时,即可用药棉蘸此油粉填耳腔内,每天换药 2 次。

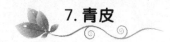

7. 青皮

来源 为芸香科植物橘及其栽培变种的幼果或未成熟果实的果皮。

应用 治食滞、腹痛胀满、消化不良等症:可用**青皮丸**,即青皮 9 克,山楂 9 克,神曲 9 克,麦芽 12 克,草果 6 克,水煎服。

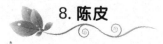

8. 陈皮

来源 为芸香科植物橘及其栽培变种的成熟果皮。

应用 **1.治胃寒呕吐:**可用**橘皮汤**,即陈皮 9 克,生姜 6 克,水煎服。

2.治急性支气管炎:陈皮 150 克,桔梗 60 克,苏叶 60 克,甘草 300 克,研细粉,水合为丸,早晚各服 1 次,每次 6 克。

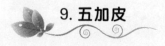

9. 五加皮

来源 为五加科植物细柱五加的根皮。

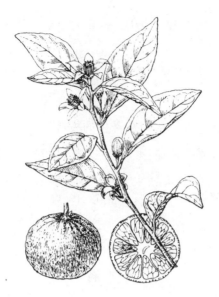

陈皮

应用　治风湿性关节炎：五加皮、木瓜、松节各 90 克,研末,每次服 6 克,每日 2 次,用温开水送服。

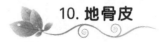

10. 地骨皮

来源　为茄科植物枸杞的根皮。

应用　止津止渴,用于糖尿病,口渴多尿：地骨皮、玉米须各 30 克,分 8 天煎服。

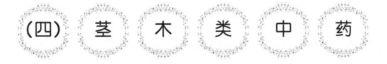

(四) 茎 木 类 中 药

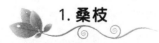

1. 桑枝

来源　为桑科植物桑的嫩枝。

应用　中成药介绍：桑枝膏(中药店有售,是用桑枝熬膏,加砂糖制成的)有祛风湿、活络、止痛等功效,适用于风湿痛、筋骨疼痛、关节不利、四肢麻木等症。每次服一汤匙,用开水冲服。每天服一至二次。

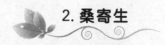

2. 桑寄生

来源 为桑寄生科植物桑寄生的枝叶。

应用 **1. 治筋骨痹痛:**桑寄生 15 克,枸杞子 9 克,胡麻 9 克,续断 9 克,何首乌 12 克,当归、牛膝各 9 克,水煎服。

2. 治高血压:桑寄生 30 克,夏枯草 15 克,白芍 9 克,黄芩 6 克,水煎服。

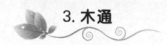

3. 木通

来源 为马兜铃科植物东北马兜铃的干燥木质茎和木通科植物木通的藤茎。

应用 **1. 治关节不利:**可用**木通汤**,即木通 9 克,水煎热服,取微汗。

2. 治经闭:木通 9 克,牛膝 9 克,生地 12 克,红花 6 克,延胡索 9 克,水煎服。

3. 治产妇乳汁不通:木通 9 克,猪蹄 1 对,煮食猪蹄和汤。

4. 皂角刺

来源 为豆科植物皂角树的刺针。

应用 **治疗疮:**皂角刺 60 克,蕹菜 30～90 克,酢浆草 60 克,水煎服。另以上药捣烂敷患处。

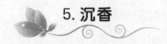

5. 沉香

来源 为瑞香科植物沉香的含树脂木材。

应 用 **1.治腹胀气喘之实证**:可用**沉香散**,即沉香 1.5 克,莱菔子 9 克,枳壳 6 克,木香 3 克,水煎服。

2.治虚寒性气喘:可用**沉香汤**,即沉香 1.5 克,附子 9 克,生姜 6 克,水煎服。

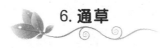

6. 通草

来 源 为五加科植物通脱木的茎髓。

应 用 治乳汁不通:可用**通乳汤**,即通草 6 克,猪蹄 1 对,川芎4.5 克,穿山甲 6 克,甘草 3 克,共煮,吃猪蹄和汤。

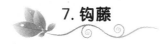

7. 钩藤

来 源 为茜草科植物钩藤的带钩茎枝。

应 用 **1.治风热头痛、眩晕**:钩藤、菊花各 9 克,石膏 15 克,麦冬 6 克,陈皮 9 克,甘草 3 克,水煎服。

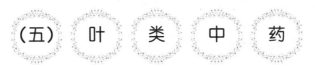

（五）叶 类 中 药

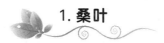

1. 桑叶

来 源 为桑科植物桑的叶。

应 用 **1.治结膜炎,目赤肿痛**:桑叶、菊花各 9 克,决明子 6 克,水煎服。

2.治秋燥干咳无痰,头痛身热,舌红等:可用**桑杏汤**,即桑叶 6 克,杏仁 9 克,贝母 6 克,豆豉 3 克,栀子皮 6 克,梨皮 6 克,沙参 6 克,水煎服。

2. 枇杷叶

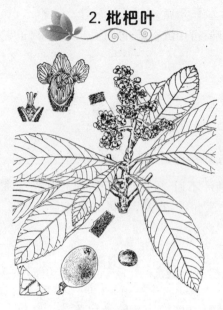

枇杷

来源 为蔷薇科植物枇杷的叶。

应用 **1.治支气管炎,久咳不止**:枇杷叶 300 克,蜂蜜 240 克。先将枇杷叶加水 1200 克煮浓,去渣,入蜂蜜,再浓缩至 600 克左右,收储备用。每次服 1 酒杯,每日 3 次。

2.治百日咳:枇杷叶、百部、白茅根各 60 克,大蒜头 30 克,丝瓜络 15 克,将上药洗净,用清水 750 克煎至 240 克左右,每次 1 小杯,每日 3 次。

3. 紫苏叶

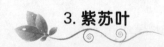

来源 为唇形科植物紫苏的叶或带叶小软枝。

应用 用于外感风寒、内有痰滞、咳嗽痰多:苏叶 6 克,生姜 6 克,杏仁 9 克,法半夏 9 克,水煎服。

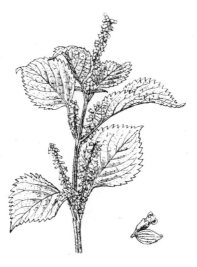

紫苏叶

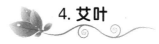

4. 艾叶

来源 为菊科植物艾的叶。

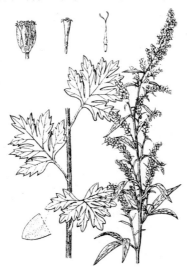

艾叶

应用 **1. 治寒性腹痛**：艾叶 9 克，生姜、橘皮各 6 克。浓煎温服。

2.治痛经：艾叶 9 克,醋香附 15 克。煎汤,加醋 1 盅,再煮沸温服。

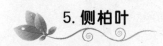

5. 侧柏叶

来源 为柏科植物侧柏的枝梢及叶。

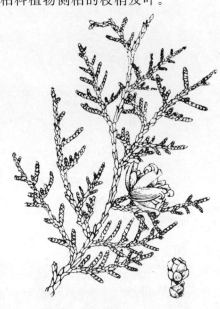

侧柏叶

应用 **1.治血热妄行之吐衄、崩漏、尿血等**：可用侧柏散,即侧柏叶(醋炙),研末。每次 6～9 克,每日 2～3 次,温开水送服。

2.治崩漏属热者：侧柏炭 15 克,蒲黄炭 12 克,白芍(酒炒)30 克。共研为末,每次 6 克,每日 3 次,温开水送服。

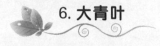

6. 大青叶

来源 十字花科植物菘蓝的干燥叶。

应用 **治小儿高热、心烦口渴等症**：大青叶 9 克,水煎分两次,酌加白糖调服。

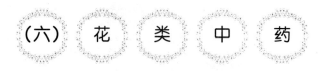

（六）花类中药

1.菊花

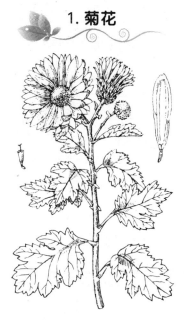

菊花

来源 为菊科植物菊的头状花序。

应用 **1.治热疖、疔疮肿毒初起:**每天可用黄菊花30克,加水3碗,煎取浓汁1碗半,分3次服;连服数天。儿童剂量减半。同时能觅得新鲜的野菊花茎、叶和根,可用清水洗净后捣烂,外敷患处,能解毒消肿。

2.治风火赤眼:可每天用黄菊花15～30克,加水煎汤,乘热熏眼。菊花与桑叶煎汤熏眼,两种方法比较起来,以桑叶煎汤熏眼法的功效较好,而且桑叶的价格也比较低廉,取用甚为方便。

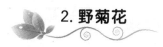

2.野菊花

来源 为菊科植物野菊的花。

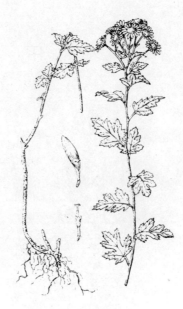

野菊花

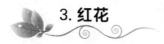 **1. 治急性乳腺炎**：野菊花 15 克，蒲公英 30 克。煎服，另用野菊花叶捣烂敷患处，干则更换。

2. 治干咳：野菊花 30 克，白茅根 30 克，白糖 30 克，水煎 2 次，早晚各服 1 次；儿童量酌减。

3. 红花

来源 为菊科植物红花的花。

应用 **1. 治痛经**：红花 4.5 克，川芎 3 克，当归、香附、延胡索各 9 克，水煎服；或配当归浸酒，煎服。

2. 治扭伤局部肿痛：红花、桃仁、当归尾各 12 克，栀子 24 克，共研细末，取适量，和面粉、醋，加热成糊状，外敷伤处。

4. 番红花

来源 为鸢尾科植物番红花花柱的上部及柱头。

应 用 **1.治经闭、经痛、产后腰痛:**番红花 2 克,丹参 15 克,益母草 30 克,香附 12 克,水煎服。

2.治跌打损伤:番红花 3 克,煎汁,加白酒少许。外洗患处。

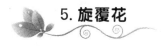

5. 旋覆花

来 源 为菊科植物旋覆花的花序。

应 用 **1.治慢性支气管炎,咳嗽,痰多:**旋覆花、桑白皮各 9 克,桔梗、生甘草各 6 克,水煎服。

2.治噫气胸闷(噫气又称嗳气,其症状为胃中似有气上冒,微有声响,但与频频作呃的呃逆不同):可用旋覆花、橘皮各 6 克,姜半夏 3 克,水煎服。

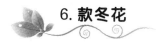

6. 款冬花

来 源 为菊科植物款冬的花蕾。

应 用 **治肺结核痰吐血:**可用**百花丸**,即款冬花、百合各 12 克,研为细末,蜜丸。每次 9 克,每日 3 次。开水送服或含化。

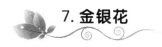

7. 金银花

来 源 为忍冬科植物忍冬的花蕾。

应 用 **治热性病恶寒发热,咽喉疼痛,或急性腮腺炎:**可用**银翘散**,即金银花 12 克,连翘 9 克,桔梗 6 克,薄荷 3 克,竹叶 9 克,甘草 3 克,荆芥穗 6 克,牛蒡子 9 克,豆豉 6 克,水煎服。

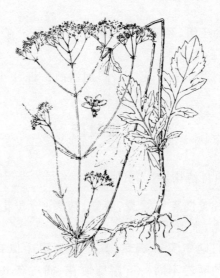

金银花

8. 夏枯草

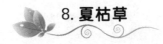

来源 为唇形科植物夏枯草的带花果穗。

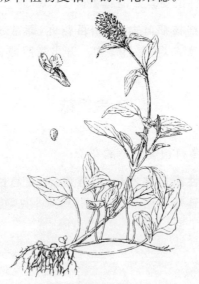

夏枯草

应用 **1. 治瘰疬**(淋巴结结核)：夏枯草 9 克，甘草 3 克，水煎服。

每日 1 剂,连服 20~30 天。

2. 治眼结膜炎:夏枯草、蒲公英各 30 克(均鲜品),桑叶、车前草、野菊花各 9 克,水煎服。

9. 丁香

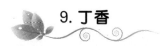

来源 为桃金娘科植物丁香的花蕾。

应用 **1. 用于胃寒呕吐,呃逆,以及小儿吐乳等症**:可用丁香柿蒂汤,即丁香 3 克,柿蒂 9 克,党参 9 克,生姜 9 克,水煎服。

2. 治脾胃虚寒吐泻少食者:可用丁香散,即丁香 3 克,砂仁 4.5 克,白术 9 克,为末,每次 1.5~3 克。每日 2~3 次,温开水冲服。

10. 槐花

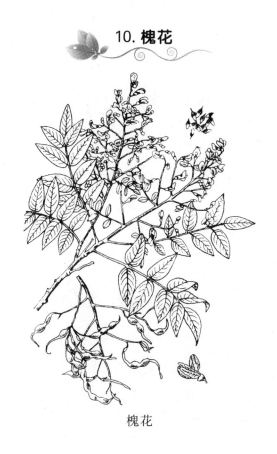

槐花

来源 为豆科植物槐的花及花蕾。

应用 **治肠风下血**：可用**槐花散**，即槐花 9 克，侧柏炭 9 克，荆芥 6 克，枳壳 9 克。研末，温开水送服，或作汤剂服。

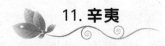 11. 辛夷

来源 为木兰科植物望春玉兰的花蕾。

应用 **治慢性鼻炎，副鼻窦炎，鼻塞流涕**：辛夷、苍耳子各 9 克，水煎成浓汁，凉后滴鼻，每日 3～4 次。随用随配制，最多用 2 天。

12. 蒲黄

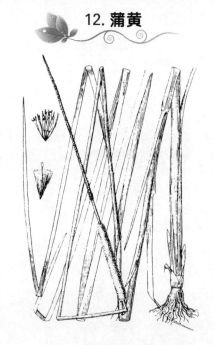

蒲黄

来源 为香蒲科植物狭叶香蒲的花粉。

应用 **1. 治血瘀经闭，或产后恶露不下，小腹疼痛，以及一切血瘀作痛**：可用**失笑散**，即蒲黄 9 克，五灵脂 9 克，研末，每次 6 克，每日 2 次，温酒调服。

2. 治咳血、痰血、便血、尿血、鼻出血、子宫出血等症：可用**蒲黄汤**，即蒲黄炭 9 克，水酒各半煎服。

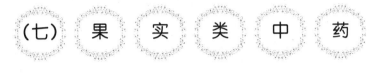

（七）果实类中药

1. 牛蒡子

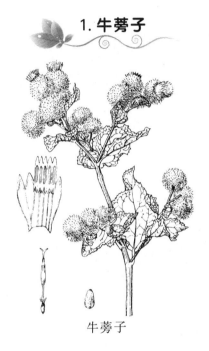

牛蒡子

来源　为菊科植物牛蒡的成熟果实。

应用　**治风热引起的扁桃体炎、咽喉炎等**：可用**牛蒡汤**，即牛蒡子 12 克，大黄 9 克，防风 9 克，薄荷 3 克，荆芥穗 6 克，甘草 3 克，水煎服。

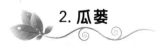

2. 瓜蒌

来源　为葫芦科植物栝楼的果实。

应用　**治肺燥咳嗽、痰涎黏稠不易咳出**：全瓜蒌 9～15 克，水煎服。

3. 栀子

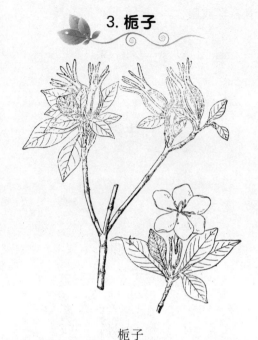

栀子

来　源　为茜草科植物栀子的果实。

应　用　**治急性黄疸型肝炎，心中烦热，小便黄赤，全身发黄：**可用**栀子柏皮汤**，即栀子 12 克，黄柏 9 克，甘草 3 克，水煎服。

4. 枸杞子

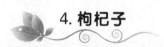

来　源　为茄科植物宁夏枸杞的果实。

应　用　**治肾虚精亏、腰脊酸痛等症：**可用**枸杞丸**，即枸杞子、黄精各等份，研末，炼蜜为丸，每次 9 克，每日 2 次，温开水送下。

5. 蔓荆子

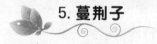

来　源　为马鞭草科植物蔓荆的果实。

应　用　**治风热引起的目赤胀痛：**蔓荆子 12 克，菊花 9 克，栀子 9

克,黄芩 9 克,木贼 9 克,蝉蜕 3 克,水煎服。

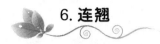

6. 连翘

来源 为木樨科植物连翘的果实。

应用 **1.治热疖疮毒、丹毒等症:**连翘、蒲公英、野菊花各 9 克,水煎服。

2.治过敏性紫癜:连翘 15 克,赤芍 9 克,麻黄 6 克,甘草 6 克,水煎服。

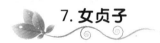

7. 女贞子

来源 为木樨科植物女贞的果实。

应用 **治视物模糊、耳鸣、目眩:**女贞子、生地黄各 15 克,菊花、蒺藜、枸杞子各 9 克,水煎服。

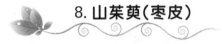

8. 山茱萸(枣皮)

来源 为山茱萸科植物山茱萸的果实。

应用 **1.治大汗欲脱或久病虚脱:**可用**来复汤**,即山茱萸 30 克,生龙骨、生牡蛎、生白芍各 12 克,党参 30 克,甘草 3 克,水煎服。

2.治妇人体虚,或血小板减少导致月经过多者:山茱萸、熟地黄各 15 克,当归、白芍各 9 克,水煎服。

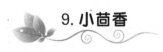

9. 小茴香

来源 为伞形科植物茴香的果实。

应用 **治小腹疝痛:**可用**荔香散**,即小茴香、荔枝核(炒黑)等份,研末,每次服 6 克,温酒调服。寒甚者加吴茱萸。

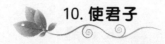

10. 使君子

来源 为使君子科植物使君子的成熟果实。

应用 **1. 治肠道蛔虫**:使君子肉(炒黄),成人每次 10～20 粒;小儿每岁每次 1 粒半,总量不超过 20 粒。睡前嚼食,每天 1 次,连服 3 天。

2. 治蛲虫病、肛痒、大便秘结等症:使君子肉、大黄、黄芩各 6 克,石榴皮、槟榔各 12 克,甘草 3 克,共研细末,每次服 9 克,小儿酌减。

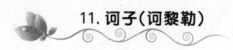

11. 诃子(诃黎勒)

来源 为使君子科植物诃子的果实。

应用 **治久泻久痢**:可用**诃黎勒散**,即诃子适量,煨,研末,每次 6 克,每日 2 次,米汤调服。

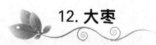

12. 大枣

来源 为鼠李科植物枣的果实。

应用 **1. 治血小板减少症**:大枣 30 克,荷叶半张,水煎服。
2. 治过敏性紫癜:大枣 150 克,甘草 30 克,水煎服。

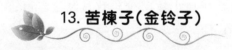

13. 苦楝子(金铃子)

来源 为楝科植物楝的果实。

应用 **治腹痛、肋间神经痛等症**:可用**金铃子散**,即川楝子 12 克,延胡索 12 克,水煎服。

14. 枳壳

来 源 为芸香科植物酸橙及其栽培品未成熟的果实。

应 用 **理气散**：枳壳 30 克，厚朴 20 克，木气、佛手、降香各 10 克。以上 5 味，粉碎成细粉，过 100 目筛，混匀，分装。本品为红棕色粉末，味苦，稍有香气。功能为理气除胀。用于治疗胸腹胀满，食少腹痛，消化不良等症。口服：1～3 岁，每次 1.5～2 克，每日 3 次。

15. 枳实

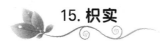

来 源 为芸香科植物酸橙的幼果。

应 用 **枳实汤**：枳实、白术各 9 克，水煎服。用于胸胁停痰留饮，痞满不适；并治脾虚胸痞腹胀，消化不良。

16. 花椒

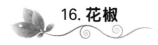

来 源 为芸香科植物花椒的果皮。

应 用 **治蛔虫腹痛，呕吐不止**：可用**椒梅汤**，即黄连 4.5 克，黄芩 6 克，干姜 4.5 克，白芍 9 克，花椒 4.5 克，乌梅、党参、枳实、半夏各 9 克，水煎服。

17. 吴茱萸

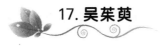

来 源 为芸香科植物吴茱萸未成熟的果实。

应 用 **治胃寒气逆，呕吐清水，吞酸等症**：吴茱萸研末，每次服 3 克，温开水吞服。

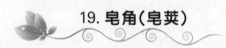

18. 蒺藜子（刺蒺藜）

来源 为蒺藜科植物蒺藜的果实。

应用 **治胸痹、膈中胀闷不通或作痛**：刺蒺藜 300 克（带刺炒），磨为细末。每天早、午、晚各服 12 克，温开水调服。

19. 皂角（皂荚）

来源 为豆科植物皂荚的成熟果实。

应用 **治大便不通**：可用**皂角散**，即大皂角，烧灰存性，研末。每次 3 克，每日 1 次，米饮调下。

20. 补骨脂（破故纸）

来源 为豆科植物补骨脂的果实。

应用 **1. 治阳痿遗精**：用**补骨脂丸**，即补骨脂、菟丝子、胡桃肉各 9 克，沉香 1.5 克，蜜丸，每次 9 克，每日 3 次，盐汤送服。

又用补骨脂单味为末，每次 6 克，每日 2 次，开水送服，治遗尿。

2. 治白癜风：补骨脂 30 克，放入 75％酒精 90 克内浸泡 7 天，取液擦患处，每日 1 次。

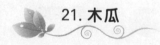

21. 木瓜

来源 为蔷薇科植物皱皮木瓜的果实。

应用 **治急性胃肠炎、呕吐、腹泻、腓肠肌痉挛**：可用**木瓜汤**，即木瓜 15 克，吴茱萸 6 克，茴香 6 克，生姜 6 克，紫苏 6 克，水煎服。

22. 山楂

来源 为蔷薇科植物山里红和山楂的成熟果实。

应用 治食积、消化不良、腹胀等症：山楂炭 9 克，研末，加红糖适量，开水冲服，每日 1～2 次。

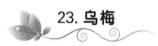

23. 乌梅

来源 为蔷薇科植物梅的近成熟果实。

应用 治蛔虫梗阻性腹痛：乌梅 9 克，川椒 3 克，大黄、芒硝、槟榔各 9 克，木香 4.5 克，枳实、苦楝根皮各 9 克，干姜 4.5 克，细辛 3 克，水煎服。

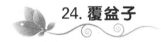

24. 覆盆子

来源 为蔷薇科植物掌叶覆盆子的果实。

应用 治小便频多或失禁：覆盆子、菟丝子、桑螵蛸、龙骨、牡蛎各 9 克，肉桂 3 克，五味子 4.5 克，水煎服。

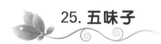

25. 五味子

来源 为五味子科植物五味子的果实。

应用 治肺虚喘咳：可用**五味子汤**，即党参 9 克，麦冬 9 克，五味子 4.5 克，桑螵蛸 9 克，水煎服。

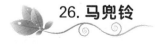

26. 马兜铃

来源 为马兜铃科植物北马兜铃的果实。

应用 治咽痛、咳嗽、痰黄等症:马兜铃 9 克,桑白皮 9 克,甘草 6 克,葶苈子 9 克,半夏 9 克,生姜 6 克,水煎服。

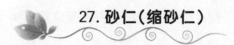

27. 砂仁(缩砂仁)

来源 为姜科植物砂仁(阳春砂仁)的成熟果实或种子。

应用 治胃寒呕吐:可用缩砂散,即砂仁研末,每次 1.5～3 克,每日 3 次,用生姜汁送下。

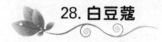

28. 白豆蔻

来源 为姜科植物白豆蔻的成熟果实。

应用 治胃寒呕吐:白豆蔻 15 克,研末,用生姜汁 1 匙为丸,每次 0.6～3 克,温开水送服。

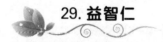

29. 益智仁

来源 为姜科植物益智的成熟果实。

应用 治小便频繁:可用缩泉丸,即益智仁、山药、乌药等量,研末,山药粉糊丸,每次 9 克,每日 2～3 次,温开水送服。

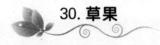

30. 草果

来源 为姜科植物草果的成熟果实。

应用 治截疟:草果仁 1.5 克,研末,用纱布卷好,于疟发作前 1 小时塞入鼻孔中。

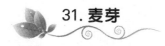

31. 麦芽

来源　为禾本科植物大麦发芽的颖果。

应用　**治乳汁停积乳房而胀痛者,治妇人断奶**:炒麦芽 120 克,研末,每次 15 克,每日 4 次,温开水送服。

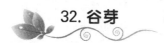

32. 谷芽

来源　为禾本科植物稻的颖果经发芽而成。

应用　**治食积不化、腹胀、口臭**:炒谷芽、炒麦芽、焦山楂、焦神曲各 9 克,炒莱菔子 6 克,水煎服。

33. 丝瓜

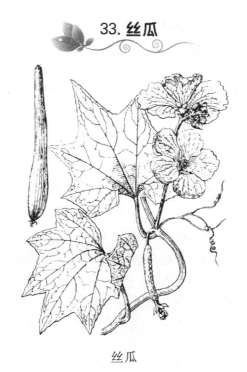

丝瓜

来源　为葫芦科植物丝瓜的成熟果实。

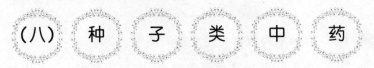

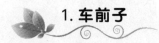

应用 治咳嗽多痰、胸胁痛：老丝瓜络烧存性，研细。白糖拌服，每次 2 克，每日 2～3 次，温开水送服。

（八）种子类中药

1. 车前子

来源 为车前科植物车前的种子。

应用 **1. 治水肿、小便不利**：单用车前子 15 克或车前草 30 克，水煎服，或配茯苓皮、泽泻、白术各 9 克，水煎服。

2. 治水泻：车前子 15 克，山楂 9 克，水煎服。或为末加白糖调下。

2. 菟丝子

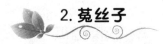

来源 为旋花科植物菟丝子的种子。

应用 **治肾虚久泻久痢**：可用菟丝子丸，即菟丝子、枸杞、党参、茯苓各 9 克，山药 12 克，莲子 9 克，研末，米糊为丸，每次 9 克，每日 2～3 次，温开水送服。

3. 牵牛子（黑丑、白丑）

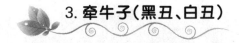

来源 为旋花科植物牵牛的种子。

应用 **1. 治水肿、二便不通**：牵牛子，单味研末，每次 3 克，温开水送服。

2. 治蛲虫病：牵牛子、雷丸各 9 克，生大黄 3 克，共研细末，分两次于临睡时用温开水吞服。

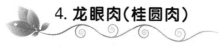

4. 龙眼肉（桂圆肉）

来 源　为无患子科植物龙眼的假种皮。

应 用　**治贫血、失眠、健忘、惊悸、怔忡等症:**可用**归脾汤**,即桂圆肉、酸枣仁、炙黄芪、炒白术、茯神、党参各 9 克,木香 3 克,远志4.5克,当归 9 克,炙甘草 3 克,水煎服。

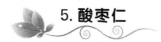

5. 酸枣仁

来 源　为鼠李科植物酸枣的种子。

应 用　**1. 治神经衰弱、健忘、多梦、饮食减少、疲倦无力等症:**炒枣仁 12 克,炙远志、菖蒲各 6 克,党参、茯苓各 9 克,甘草 3 克,水煎服。

2. 治盗汗方:炒酸枣仁 15 克,党参、茯苓各 9 克,为末,米饮下或水煎服。

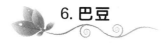

6. 巴豆

来 源　为大戟科植物巴豆的种子。

应 用　**治水肿,用于大腹水肿:**巴豆、杏仁等份,制丸剂,每次 0.3～0.6 克,温开水送服。

切忌饮酒。

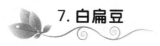

7. 白扁豆

来 源　为豆科植物扁豆的白色成熟种子。

应 用　**治伤暑吐利,用于夏月暑湿内伤所致之吐泻腹痛:**可用**白扁散**,即白扁豆 12 克,藿香 6 克,水煎服。

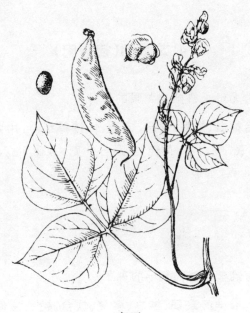

扁豆

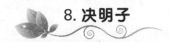

8. 决明子

来源　为豆科植物决明的成熟种子。

应用　**治风热偏头痛**：决明子、野菊花各9克，蔓荆子6克，川芎6克，全蝎6克，水煎服。

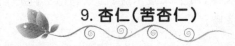

9. 杏仁（苦杏仁）

来源　为蔷薇科植物杏的种子。

应用　**治风寒感冒咳嗽气喘**：可用**杏苏散**，即苦杏仁6克，苏叶6克，茯苓9克，前胡9克，桔梗6克，枳壳6克，橘皮6克，法半夏6克，生姜6克，大枣2枚，水煎服。

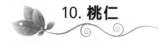

10. 桃仁

来源 为蔷薇科植物桃的种子。

应用 **治血瘀经闭**：桃仁 9 克，红花 4.5 克，三棱 6 克，当归 9 克，水煎服。

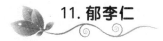

11. 郁李仁

来源 为蔷薇科植物郁李的种子。

应用 **1. 治习惯性便秘**：郁李仁、火麻仁各 9 克，水煎服。

2. 治慢性肾炎，腿足浮肿，大便燥结，小便少：郁李仁 9 克，茯苓 9 克，滑石 15 克，水煎服。

3. 治下肢浮肿，二便不利：郁李仁、薏苡仁各 9 克，水煎服。

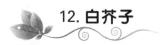

12. 白芥子

来源 为十字花科植物白芥的种子。

应用 用于祛痰止咳、寒痰壅肺、咳嗽气喘、痰多清稀、胸胁胀满等症：可用三子养亲汤，即白芥子 3 克，苏子、莱菔子各 9 克，水煎服。

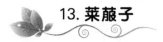

13. 莱菔子

来源 为十字花科植物莱菔的种子。

应用 **1. 治老年性支气管炎**：莱菔子（炒）、苏子（炒）各 9 克，水煎服。

2. 治慢性支气管炎、咳嗽、痰多：莱菔子（炒）、杏仁各 9 克，生甘草 6 克，水煎服。

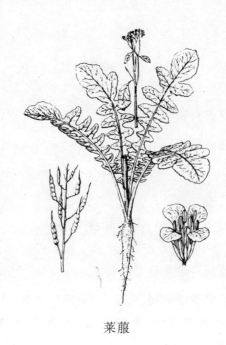

莱菔

14. 葶苈子

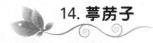

来源 为十字花科植物葶苈的种子。

应用 **治急性肺炎,高热痰多喘急**:葶苈子9克,板蓝板12克,天花粉12克,芦根18克,前胡9克,白前9克,瓜蒌皮12克,浙贝母9克,枳壳6克,车前子9克,水煎服。

15. 肉豆蔻

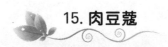

来源 为肉豆蔻科植物肉豆蔻的种仁。

应用 **治脾肾虚寒、黎明腹泻**:肉豆蔻、五味子、枣肉各60克,补骨脂120克,吴茱萸30克。共研细粉,另取生姜60克榨汁酌加冷开水泛为小丸,每次服9克,每日1~2次。

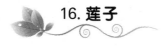

16. 莲子

来源　为睡莲科植物莲的成熟种子。

应用　**治脾虚腹泻**：莲子、茯苓、补骨脂、六曲各9克,山药15克,水煎服。

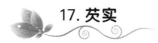

17. 芡实

来源　为睡莲科植物芡的种仁。

应用　**治脾虚腹泻**：芡实、莲子肉、白术各12克,党参15克,茯苓9克。共研细粉,每次服3～6克,每日2～3次。

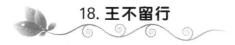

18. 王不留行

来源　为石竹科植物麦蓝菜的种子。

应用　**产后缺乳**：王不留行、当归各12克,猪蹄2个。水煎,吃猪蹄喝汤。

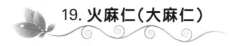

19. 火麻仁（大麻仁）

来源　为桑科植物大麻的种仁。

应用　**治老人或产后津枯大便燥结**：麻仁15克,紫苏子9克,水煎服。

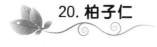

20. 柏子仁

来源　为柏科植物侧柏的种仁。

应用 治神经衰弱失眠、脱发等：柏子仁、当归各 300 克，共研细末，炼蜜为丸，每次 9 克，每日 2 次。

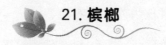

21. 槟榔

来源 为棕榈科植物槟榔的种子。

应用 **1. 治绦虫**：槟榔片、南瓜子各 30 克。先将南瓜子研末，以槟榔煎汤送下。

2. 治蛲虫病：槟榔 15 克，石榴皮、南瓜子各 9 克。水煎，空腹服下。

3. 治姜片虫：槟榔 15 克，乌梅 9 克，甘草 3 克。水煎，早晨空腹服下。

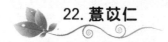

22. 薏苡仁

来源 为禾本科植物薏苡的种仁。

应用 **治营养不良性水肿，以薏苡仁粥治疗**：薏苡仁 60 克，为末，同粳米制粥吃。

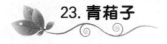

23. 青葙子

来源 为苋科植物青葙的种子。

应用 **1. 治肝热目赤肿痛，畏光流泪，头胀头痛**：青葙子、桑叶、菊花、木贼各 9 克，龙胆草 3 克，水煎服。

2. 治生翳膜，视物不清：青葙子、谷精草各 15 克，水煎服。

3. 治急性结膜炎，目赤羞明：青葙子、密蒙花、菊花各 9 克，水煎服。

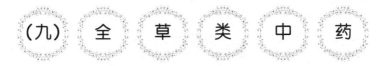

（九）全草类中药

1. 青蒿

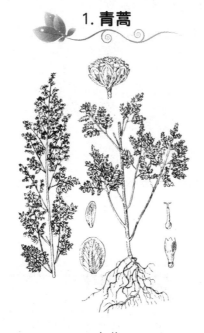

青蒿

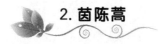

来源　为菊科植物黄花蒿的全草。

应用　**1.** 用于疟疾：青蒿 30 克，水煎服。

2. 治小儿暑热，口渴、腹泻、小便短赤等症：鲜青蒿 15 克，鲜车前草 15 克，水煎服。

2. 茵陈蒿

来源　为菊科植物茵陈蒿的根幼苗或地上部分。

应用　**1.** 治传染性肝炎：茵陈蒿 30 克，水煎服。

2. 治寒湿发黄、脉沉细、四肢逆冷等症：可用**茵陈四逆汤**，即茵陈 18 克，附子 9 克，干姜 6 克，甘草 3 克，水煎服。

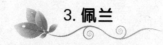

3. 佩兰

来源 为菊科植物佩兰的地上部分。

应用 **治夏季受暑、胸闷不饥、口中黏腻:**佩兰、制半夏各 9 克,藿香、陈皮各 6 克,鲜荷叶 15 克,水煎服。

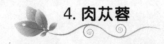

4. 肉苁蓉

来源 为列当科植物肉苁蓉的肉质茎。

应用 **润肠通便,津液不足之便秘:**可用**苁蓉润肠丸**,即肉苁蓉 18 克,麻仁 9 克,沉香 1.8 克,研末为丸,每次 9～15 克,每日 2 次,温开水送服。

5. 薄荷

来源 为唇形科植物薄荷的全草。

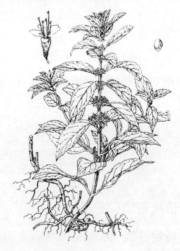

薄荷

応 用 治感冒初起而有风热表证者:可用**清解汤**,即薄荷 6 克,蝉蜕(去足)9 克,石膏 18 克,甘草 4.5 克,水煎服。

6. 荆芥

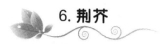

来 源 为唇形科植物裂叶荆芥的茎叶和花穗。

応 用 **1. 治外感风寒,怕冷无汗,身痛:**荆芥、防风、紫苏叶各 9 克,水煎温服。

2. 用于吐血、衄血、便血等:荆芥炭 60 克,研末,每次 6 克,每日 2～3 次,温开水送下。

7. 藿香

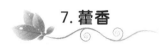

来 源 为唇形科植物藿香的地上部分。

応 用 治夏季伤暑、头昏胸闷、恶心、口中黏腻、不欲饮食:藿香、佩兰各 9 克,水煎服。

8. 益母草

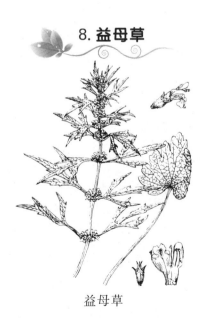

益母草

来源 为唇形科植物益母草的全草。

应用 **治急、慢性肾炎水肿,高血压:**益母草21克,白茅根、茯苓、车前子各15克,白术、桑白皮各9克,水煎服。

9. 紫花地丁

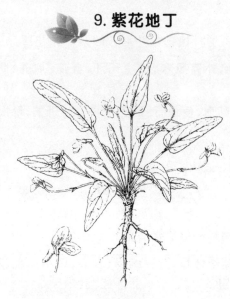

紫花地丁

来源 为堇菜科植物紫花地丁的带根全草。

应用 **治疗毒痈肿:**紫花地丁、连翘、野菊花各9克,水煎内服。

10. 蒲公英

来源 为菊科植物蒲公英的带根全草。

应用 **1.治疗急性乳腺炎:**蒲公英24克,瓜蒌、连翘各15克,白芷9克,水煎服。亦可治疗疗毒痈疡,红肿热痛。外用单味鲜品适量,捣烂敷患处。

2.治各种急性疮疡肿毒:蒲公英15～30克,水煎服。

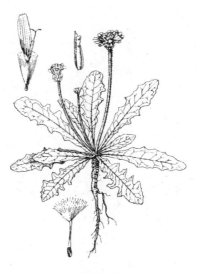

蒲公英

11. 淫羊藿

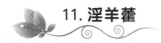

来源　为小檗科植物淫羊藿的茎叶。

应用　**治阳痿、小便多**：淫羊藿 15 克，熟地 30 克，韭菜子 15 克，鹿角霜 15 克，水煎服。

12. 瞿麦

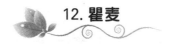

来源　为石竹科植物瞿麦的带花果全草。

应用　**1. 治小便不利**：瞿麦 15 克，水煎服。

2. 用于血瘀经闭：瞿麦、丹参、赤芍各 9 克，益母草 15 克，红花 6 克，水煎服。

13. 萹蓄

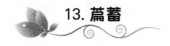

来源　为蓼科植物萹蓄的全草。

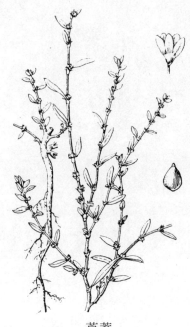

萹蓄

应 用 **1.治黄疸**:鲜萹蓄 60 克,水煎服。

2.治尿路结石:萹蓄 12 克,海金砂 30 克,车前草 30 克,水煎服。

3.治皮肤湿疹、阴痒及阴道滴虫病:鲜萹蓄 150 克,加水 900 克,煎汤洗浴。

4.治胆道蛔虫病:萹蓄 30 克,陈醋 90 克,加水 1 碗半,煎至 1 浅碗,分 2 次服。

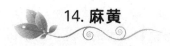

14. 麻黄

来 源 为麻黄科植物草麻黄的草质茎。

应 用 **1.三拗汤**:麻黄 6 克,杏仁 9 克,甘草 3 克,水煎温服。治咳嗽、哮喘而有恶寒无汗等表寒证者。

2.越婢汤:麻黄 6 克,生石膏 30 克,甘草 3 克,大枣 9 克,生姜 6 克,水煎服。治急性肾炎水肿兼有内热者。

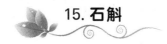

15. 石斛

来源 为兰科植物金钗石斛的鲜茎或干燥茎。

应用 **1. 用于热病津伤,唇干口渴**:石斛6～9克,水煎服。

2. 清热保津法:鲜石斛9克,鲜生地9克,鲜麦冬9克,天花粉9克,桑叶6克,连翘6克,水煎服。生津止渴,用于热病伤津,唇干口渴。

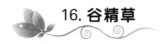

16. 谷精草

来源 为谷精草科植物谷精草的带花茎的头状花序。

应用 **1. 治目中翳膜**:谷精草、防风各9克,水煎服。

2. 治牙龈肿痛:谷精草15～30克,水煎服。

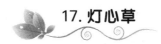

17. 灯心草

来源 为灯心草科植物灯心草的茎髓或全草。

应用 **治小便癃闭急痛**:可用宣气散,即甘草梢、木通、栀子、冬葵子各9克,滑石12克,灯心草3克,水煎服。

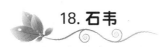

18. 石韦

来源 为水龙骨科植物石韦的全草。

应用 **治急性尿道炎、膀胱炎**:石韦、车前子各15克,水煎服。

19. 木贼草

来源 为木贼科植物木贼的全草。

应用 治目昏多泪：木贼(去节)、苍术(泔浸)各 30 克，为末。每次服 6 克，茶调下，或蜜丸亦可(《圣惠方》方)。

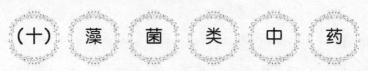

（十）藻菌类中药

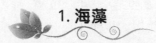

1. 海藻

来源 为马尾藻科植物羊栖菜及海蒿子的全藻。

应用 治颈淋巴结结核：可用**海藻丸**，即海藻 9 克，白僵蚕 4.5 克，共炒为末，白梅泡汤为丸，分 2 次服。

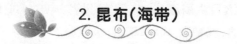

2. 昆布(海带)

来源 为海带科(昆布科)植物昆布及翅藻科植物黑昆布、裙带菜的叶状体。

应用 治淋巴结肿大：可用**海龙丸**，即昆布、海藻、茯苓各 9 克，穿山甲 4.5 克，全蝎 3 克，龙胆草 9 克，当归 9 克，桃仁 6 克，为丸剂。每次 6 克，每日 2 次。

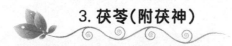

3. 茯苓(附茯神)

来源 为多孔菌科真菌茯苓的菌核。茯苓块中穿有细松根的叫"茯神"或抱木茯神。它的镇静安神作用较好。

应用 治水肿小便不利：可用**白茯苓汤**，即白茯苓 12 克，泽泻、郁李仁各 9 克，水煎服。

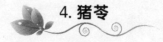

4. 猪苓

来源 为多孔菌科真菌猪苓的菌核。

应用 **1. 用于湿热郁滞**（湿热的症状是：口苦、舌苔呈黄色而厚腻、胸闷、小便量小而色黄等）、**小便不利、脚气水肿、淋浊带下等症**：猪苓为末，每次服9克，开水调服。

2. 治急性肾炎，全身浮肿，二便少，食欲不振：猪苓、茯苓、白术、白扁豆各9克，水煎服。

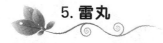

5. 雷丸

来源 为多孔菌科真菌雷丸的菌核。

应用 **1. 治绦虫病**：雷丸18克研细末，槟榔、石榴皮各30克，煎汤待凉，于空腹时与雷丸粉同服，每日1次，连服3日。

2. 治蛲虫病：雷丸研细末，成人每日18克；小儿5～10岁，每日6克；5岁以下，每日3克。开水送服，连服3天为1疗程，停药1周后，可再服1疗程。

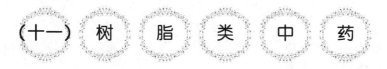

（十一）树 脂 类 中 药

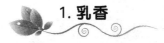

1. 乳香

来源 为橄榄科植物乳香皮部渗出的油胶树脂。

应用 **治跌打损伤疼痛**：可用**七厘散**，即乳香、朱砂、没药各4.5克，血竭、红花各6克，儿茶9克，麝香1.5克，冰片3克，共研成散剂，陈酒送服。

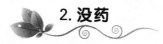

2. 没药

来源 为橄榄科植物没药树的树干皮部渗出的油胶树脂。

应用 **1. 醒消丸**：没药4.5克，乳香4.5克，麝香15克，雄黄3克，饭制丸剂服，每次3～6克，每日2次，温开水送服。治痈毒，赤热肿痛。

2.海浮散:没药9克,乳香9克,为散剂。外敷疮疡,能去腐生新,拔毒收口。

3.血竭

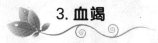

来源 为棕榈科植物麒麟竭果实和树干中的树脂或龙舌兰科植物剑叶龙血树;长花龙舌树木材中的树脂。

应用 **生肌散**:血竭3克,儿茶4.5克,乳香4.5克,没药4.5克,共研细末外撒。用于疮面久不愈合。

4.竹黄(天竺黄)

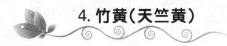

来源 为禾本科植物青皮竹或薄竹的竹节间贮积的伤流液,经干涸凝结而成的块状物质。

应用 **天竹黄散**:僵蚕、天竺黄、郁金、山栀、蝉衣、甘草等份,共研末,每次3克,温开水送服,或水煎服。治小儿惊风夜啼。

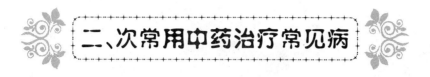

二、次常用中药治疗常见病

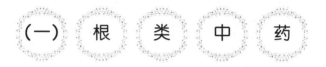

（一）根类中药

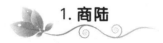

1. 商陆

来源 为商陆科植物商陆的根。

应用 **1. 治肝硬变及慢性肾炎腹水：**商陆5克，水煎服。

2. 治肿毒：鲜商陆根捣烂敷患处。

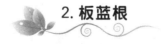

2. 板蓝根

来源 为十字花科植物菘蓝的根。

应用 **1. 治急性感冒、发高热：**板蓝根60克，羌活9～15克，水煎服。

2. 治急、慢性肝炎：板蓝根、败酱草各15克，茵陈12克，水煎服。

3. 大戟

来源 为大戟科植物大戟的根。

应用 **治急、慢性肾炎水肿：**将根洗净，刮去粗皮，切片，每斤加食盐3克，加水适量拌匀，烘干呈淡黄色，研成细粉，装入腔囊内，每次0.5～0.6克，每日服2次，隔日服1次，空腹时用温开水送服。6～9次

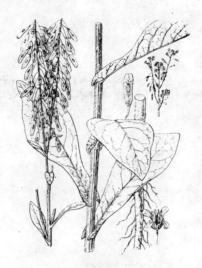

菘蓝

为1疗程,禁食生冷、辛辣、鱼腥等食物。

4.甘遂

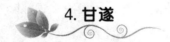

来源　为大戟科植物甘遂的根。

应用　**治一切肿毒**:甘遂末,水调敷肿处,同时浓煎甘草汁内服。

5.西洋参

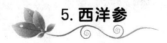

来源　为五加科植物西洋参的根。

应用　**1.治原因不明长期低热**:西洋参3克,地骨皮6克,甘草皮6克,同煎饮服,每剂浓煎2次,每月1剂,以热退为止。

2.治顽固性盗汗:稻豆衣30克,西洋参3克,分别煎煮,合兑服,每日1剂。

3.治过度体力劳伤,疲乏难复:仙鹤草30克,红枣7枚,浓煎;另煎西洋参3克,合兑服。

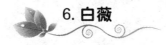

6. 白薇

来源 为萝藦科植物白薇的根。

应用 **1.治体虚低烧、盗汗:**白薇、地骨皮各 12 克,水煎服。

2.治产后血虚发热,昏厥:白薇 9 克,当归 9 克,党参 9 克,水煎服。

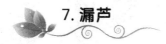

7. 漏芦

来源 为菊科植物祁州漏芦的根。

应用 **1.治乳腺炎:**漏芦、蒲公英、金银花各 15 克,甘草 6 克,水煎服。

2.治风湿性关节炎、风湿痛:漏芦 30 克,水煎服。

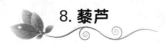

8. 藜芦

来源 为百合科植物藜芦的根。

应用 **治皮肤疥癣:**藜芦适量,研末,香油调敷患处。

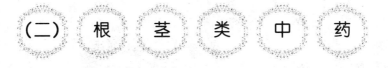

(二) 根 茎 类 中 药

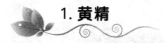

1. 黄精

来源 为百合科植物黄精的根茎。

应用 **治疗白细胞减少症:**用浙江省黄精,洗净,加水煎熬去渣,加糖,再掺以糖浆制成 100% 糖浆(每毫升含黄精 1 克),成人每次 10 毫升,每日 3 克,4 周为一疗程。共治 40 例,显效 11 例(白细胞计数比服药

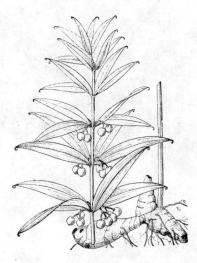

黄精

前增加 2000 以上，头晕乏力症状明显好转）；有效 18 例（白细胞增加 1000 以上，症状好转）；无效 11 例（白细胞增加不到 1000，症状无改善）。总有效率为 72.5%。多数病例在用药两周后白细胞开始增加。对药物所致白细胞减少症，在不停原服用药的情况下疗效显著。少数病例服药后有轻微腹胀，改饭后服药即可消除。

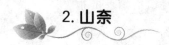

2. 山奈

来源 为姜科植物山奈的根茎。

应用 **治感冒食滞，胸腹胀满，腹痛泄泻**：山奈 15 克，山苍子根 6 克，南五味子根 9 克，乌药 4.5 克，陈茶叶 3 克，研末，每次 15 克。开水泡或煎数沸后取汁服（《全国中草药汇编》）。

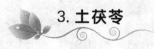

3. 土茯苓

来源 为百合科植物土茯苓的根茎。

应用 **治疗急性菌痢**：用鲜土茯苓、鲜车前草各 90 克，穿心莲 30 克，加水 1500 毫升，煎至 1000 毫升，每次口服 40 毫升，每日 3～4 次。

4. 薤白

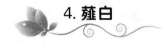

来源 为百合科植物小根蒜的根茎。

应用 **治心绞痛**:薤白9克,瓜蒌18克,丹参9克,姜黄9克,五灵脂9克,桂枝6克,桃仁9克,红花9克,远志肉9克,沉香末3克(冲服),水煎服。

5. 葱白

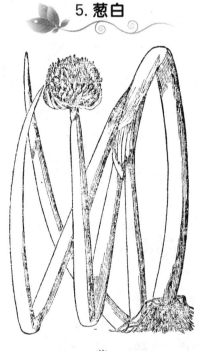

葱

来源 为百合科植物葱的鳞茎。

应用 **治风寒感冒**:葱白30克,淡豆豉9克,水煎服;或葱白30克,生姜9克,酌加红糖,水煎服。

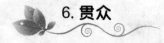

6. 贯众

来源 为鳞毛蕨科植物粗茎鳞毛蕨的根茎及叶柄残基。

应用 **1. 治流行性感冒：**贯众 30 克，板蓝根 9 克，水煎服。

2. 功能性子宫出血：贯众炭 30 克，海螵蛸（乌贼骨）12 克，共研细粉，每次服 4.5 克，每日 3 次。

3. 虫积腹痛：贯众 15 克，乌梅 9 克，大黄 4.5 克，水煎服，每日 2 次。

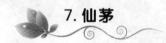

7. 仙茅

来源 为石蒜科植物仙茅的根茎。

应用 **治阳痿、遗尿：**仙茅、熟地、淫羊藿各 15 克，枸杞子 9 克，水煎服。

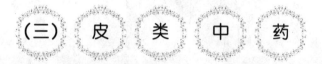

（三） 皮 类 中 药

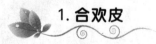

1. 合欢皮

来源 为豆科植物合欢的树皮。

应用 **治碰伤、摔伤以及伤处疼痛：**合欢皮 15 克，芥菜子 15 克，共研末，酒冲服，并用药渣外敷患部。

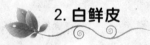

2. 白鲜皮

来源 为芸香科植物白鲜的根皮。

应用 **皮肤疥癣，局部瘙痒：**白鲜皮 9 克，苦参 9 克，研末，每次服 6 克，每日 2 次，温开水送服。

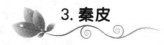

3. 秦皮

来源 为木樨科植物大叶梣的树皮。

应用 **治慢性细菌性痢疾**：秦皮煎剂，每 40 毫升含生药 18 克，治疗小儿菌痢共 50 例，1 岁以下每日 8～10 毫升，1～3 岁每日 10 毫升，3 岁以上每日 15 毫升，分 4 次口服，体温恢复正常时间平均为 1.9 日，大便资料恢复正常平均为 8.1 日，21 例粪便培养至第 3 日以后均转为阴性。服药后有 5 例发生呕吐。

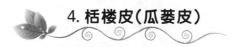

4. 栝楼皮（瓜蒌皮）

来源 为葫芦科植物栝楼的果皮。

应用 **治肺燥咳嗽、痰涎黏稠不易咳出者**：全瓜蒌 9～15 克，水煎服。

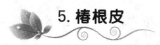

5. 椿根皮

来源 为苦木科植物樗（臭椿）的根皮。

应用 **治湿气下痢，大便血，去脾胃陈积之疾**：椿根皮 120 克，滑石 60 克。上为末，粥丸桐子大，空心温开水下一百丸。

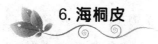

6. 海桐皮

来源 为豆科植物刺桐的树皮或根皮。

应用 **治腰膝疼痛，手足拘挛**：海桐皮、熟地黄各 12 克，牡丹皮、牛膝、山萸肉、补骨脂各 9 克，葱白 3 寸，水煎服。

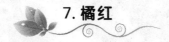

7. 橘红

来源 为芸香科植物橘及其栽培变科的外层果皮。

应用 **治痰嗽:** 橘红 120 克,甘草(炙)30 克,为末,每次服 6 克,用温开水调下。

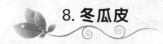

8. 冬瓜皮

来源 为葫芦科植物冬瓜的外层果皮。

应用 **1. 治急性肾炎水肿:** 冬瓜皮、鲜茅根各 30~60 克,水煎服。每日 1 剂,连服 10~15 剂。

2. 治慢性肾炎、浮肿、蛋白尿: 冬瓜皮、生黄芪各 30 克,水煎服。

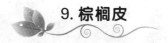

9. 棕榈皮

来源 为棕榈科植物棕榈的叶柄及叶鞘纤维。

应用 **治各种出血:** 败棕,烧存性,研末服,每次 9 克,每日 2 次,用温开水送服。

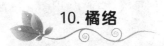

10. 橘络

来源 为芸香科植物橘及其栽培变种的果皮内层筋络。

应用 **治胸闷胁痛、肋间神经痛:** 橘络、当归、红花各 3 克,黄酒与水合煎,每日 2 次分服。

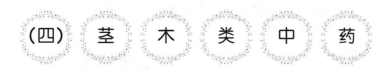

（四）茎 木 类 中 药

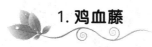

1. 鸡血藤

来源 为豆科植物密花豆的藤茎。

应用 **1. 治老人血管硬化,腰背神经痛:**鸡血藤 20 克,杜仲 15 克,五加皮 10 克,生地 15 克,水 500 毫升,煎至 200 毫升,去渣,每日 3 次分服。

2. 治再生障碍性贫血:鸡血藤 60～120 克,鸡蛋 2～4 个,红枣 10 个。加水 8 碗,煎至大半碗(鸡蛋熟后去壳放入再煮),鸡蛋与药汁同服,每日 1 剂。

3. 治白细胞减少症:鸡血藤 15 克,黄芪 12 克,白术、茜草根各 9 克,水煎服,每日 1 剂。

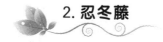

2. 忍冬藤

来源 为忍冬科植物忍冬的茎枝。

应用 **防治细菌性痢疾:**忍冬藤 5000 克,樗白皮 2500 克,加水 2500 毫升,煎煮至 1500 毫升。口服,每次 100 毫升,每日 2 次。儿童酌减。

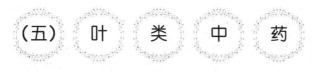

（五）叶 类 中 药

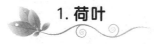

1. 荷叶

来源 为睡莲科植物莲的叶。

应用 **1. 治感受暑热、头胀胸闷、口渴喉干、小便短赤等症:**鲜荷叶、鲜芦根各 30 克,扁豆花 60 克,水煎服。

2. 治中暑吐泻:鲜荷叶 15 克,捣烂,用凉开水 1 碗兑取汁饮。

3. 治吐血:荷叶炭 18 克,研细粉,每次服 6 克,每日 3 次。

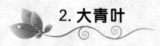

2. 大青叶

（来 源）　为十字花科植物菘蓝的叶。

（应 用）　**治上呼吸道感染及急性咽炎**:鲜大青叶捣汁,每次 1 汤匙,每日 3 次。

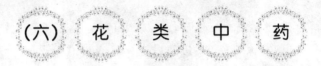

(六) 花 类 中 药

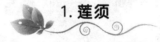

1. 莲须

（来 源）　为睡莲科植物莲的雄蕊。

（应 用）　**治遗精滑泄,腰痛耳鸣,四肢无力**:可用**金锁固精丸**,即沙苑蒺藜(炒)、芡实(蒸)、莲须各 60 克,龙骨(酥炙)、牡蛎(盐水煮 1 日夜,煅粉)各 30 克,为细粉,莲子粉糊为丸,每次服 9 克,空腹时淡盐汤下。

2. 厚朴花

（来 源）　为木兰科植物厚朴的花蕾。

（应 用）　**治梅核气**:厚朴花 15～30 克,水煎服。

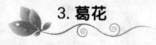

3. 葛花

（来 源）　为豆科植物葛的花。

（应 用）　**适用于酒醉烦渴**:葛花 3～9 克,水煎服。

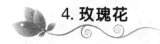

4. 玫瑰花

来源 为蔷薇科植物玫瑰的花。

应用 **1. 治气滞,胸胁胀闷作痛**:玫瑰花6克,香附6克,水煎服。

2. 治胃痛:玫瑰9克,香附12克,川楝子、白芍各9克,水煎服。

3. 治肠炎下痢:玫瑰花9克,白头翁15克,茯苓12克,水煎服。

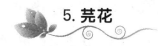

5. 芫花

来源 为瑞香科植物芫花的花蕾。

应用 **治疥疮**:芫花15克,黑胡椒3克,共研末,用凡士林调擦患处。

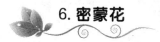

6. 密蒙花

来源 为马钱科植物密蒙花的花蕾。

应用 **治目赤肿痛,羞明多泪,视物昏暗等症**:可用密蒙花散,即密蒙花、羌活、白蒺藜、木贼、石决明(煅)各9克,菊花12克,水煎服。

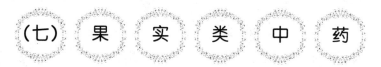

(七) 果 实 类 中 药

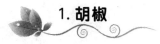

1. 胡椒

来源 为胡椒科植物胡椒的果实。

应用 **治冻疮**:胡椒10%,白酒90%,把胡椒浸入白酒内,7日后过滤使用。涂于冻疮处,每日10次。

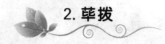

2. 荜拨

来源 为胡椒科植物荜拨的果穗。

应用 **治鼻流清涕不止:**用荜拨末吹鼻内即止。

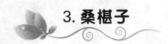

3. 桑椹子

来源 为桑科植物桑的果穗。

应用 **润肠通便,用于血虚津少之便秘:**桑椹15克,干地黄15克,水煎加蜂蜜少许冲服。

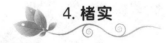

4. 楮实

来源 为桑科植物构树的果实。

应用 **治水肿:**楮实子6克,大腹皮9克,水煎服。

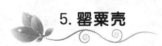

5. 罂粟壳

来源 为罂粟科植物罂粟的干燥成熟果实。

应用 **治久咳虚嗽、自汗及久痢:**用宁神散,即罂粟壳30克,乌梅15克,上药焙为末,每次服3克,临睡前白开水吞服。

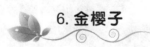

6. 金樱子

来源 为蔷薇科植物金樱子的果实。

应用 **1.治神经衰弱、自汗、盗汗、遗精、白带等:**金樱子30～60克,熬膏服。

2. 治遗精、子宫脱垂、小儿脱肛：金樱子 30 克，五味子 60 克，水煎服。

3. 用于肠滑不固、泄泻下痢，日久不止：金樱子 30 克，水煎服。

7. 槐角

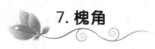

来　源　为豆科植物槐的果实。

应　用　**1. 治赤痢毒血**：槐角子 12 克（酒洗，炒），白芍药 12 克（醋炒），木香 15 克（焙），共为末。每早服 9 克，温开水调下。

2. 治小便尿血：槐角子 9 克，车前、茯苓、木通各 6 克，甘草 3 克，水煎服。

8. 佛手

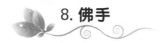

来　源　为芸香科植物佛手柑的果实。

应　用　**1. 治食欲不振**：佛手、枳壳、生姜各 3 克，黄连 0.9 克，水煎服，每日 1 剂。

2. 治湿痰咳嗽：佛手、姜半夏各 6 克，砂糖等份，水煎服。

9. 鸦胆子

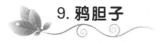

来　源　为苦木科植物鸦胆子的果实。

应　用　鸦胆子仁有杀阿米巴原虫、疟原虫、滴虫的功效，并有驱除蛔虫、绦虫等作用。

内服：去壳取仁，用胶囊或龙眼肉包裹吞服，治疟疾每次 10～15 粒；治痢疾每次 10～30 粒，不入汤剂。

外用：适量，捣敷；或制成鸦胆子油局部涂敷。

使用时注意事项：对胃肠道有刺激作用，可引起恶心、呕吐、腹痛，对肝、肾亦有损害，故不宜多服久服。脾胃虚弱呕吐者禁服。

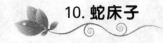

10. 蛇床子

来源 为伞形科植物蛇床的干燥成熟果实。

应用 治外阴瘙痒：蛇床子 12 克，明矾 3 克，花椒 6 克，土槿皮 12 克。煎汤外洗。

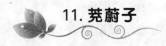

11. 茺蔚子

来源 为唇形科植物益母草的果实。

应用 **1. 治子宫脱垂**：茺蔚子 15 克，枳壳 12 克，水煎服。

2. 治头昏晕，目赤肿痛：茺蔚子 10 克，菊花 10 克，白蒺藜 10 克，川牛膝 10 克，水煎服。

3. 治高血压：茺蔚子、黄芩各 9 克，夏枯草、生杜仲、桑寄生各 15 克，水煎服。

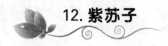

12. 紫苏子

来源 为唇形科植物紫苏的果实。

应用 治小儿久咳，喉内痰声如拉锯，老年人咳嗽吼喘：紫苏子 3 克，杏仁 30 克（去皮、尖），老年人加白蜜 6 克。共为末，成年人每次服 9 克，小儿每次服 3 克，白开水送下。

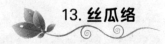

13. 丝瓜络

应用 **1. 治胸痹及心气痛**：丝瓜络 15 克，橘络 3 克，丹参 10 克，薤白 12 克，水煎服。

2. 治咳嗽多痰，胸胁痛：老丝瓜络烧存性，研细，白糖拌服，每次 2 克，每日 2～3 次，温开水送服。

3. 治风湿性关节痛：丝瓜络 15 克,忍冬藤 24 克,威灵仙 12 克,鸡血藤 15 克,水煎服。

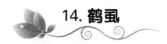

14. 鹤虱

来源 为菊科植物天名精的果实。

应用 **1. 治蛔虫、绦虫、蛲虫病**：鹤虱 6～9 克(小儿减半),水煎,空腹服。

2. 治蛔虫及绦虫病：鹤虱 9 克,槟榔 15 克,苦楝根皮 9 克,使君子 9 克,芜荑 6 克,枯矾 3 克,水煎服,每日 2 次。

3. 治蛲虫病肛痒：鹤虱、花椒、白鲜皮各 15 克,苦楝根皮 9 克,水煎,熏洗、坐浴。

15. 苍耳子

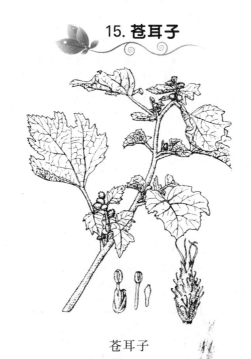

苍耳子

来源 为菊科植物苍耳带总苞的果实。

应用 **1. 用于风湿性关节痛,风寒头痛**：苍耳子 6 克,水煎服。

2.治鼻炎、鼻窦炎：苍耳子 120 克,炒研末,每次服 3 克,温开水送服。

3.治荨麻疹瘙痒,疥癣湿疮等症：苍耳子 6 克,地肤子 9 克,水煎服。

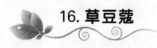

16. 草豆蔻

来 源　为姜科植物草豆蔻的果实。

应 用　**治大肠虚冷腹痛,不思饮食**：草豆蔻 45 克,白术、高良姜各 0.9 克,陈橘皮、厚朴各 0.3 克。上为细末,每次服 6 克,加一中盏水煎至 7 分碗,空腹和渣温服。

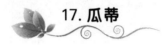

17. 瓜蒂

来 源　为葫芦科植物甜瓜的果柄。

应 用　**1.治上脘宿食、膈上痰涎及食物中毒等症,可用瓜蒂散**：赤小豆各等份,为末,每次 3 克,以香豉煮糜去渣取汁送服,得吐为止。

2.治急黄、渴欲饮水、气喘息粗、眼目发黄等症：瓜蒂散每次 3 克,温开水送服。

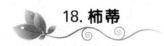

18. 柿蒂

来 源　为柿科植物柿的果蒂。

应 用　**1.治呃逆**：用柿蒂 0.9 克,丁香 0.9 克,研细,和匀,一次用开水送服。如有空心胶囊,可装入胶囊内吞服。

2.治呕吐、呃逆：柿蒂 6 克,丁香 4.5 克,生姜 3 克,加水煎汁,分 2 次服。儿童剂量酌减,可视年龄大小,用二分之一或三分之一量。

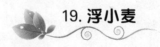

19. 浮小麦

来 源　为禾本科植物小麦干瘪轻浮的颖果。

应用 **1.治体虚多汗(自汗、盗汗):**可用**浮麦散**,即浮小麦适量,文武火炒令焦,为细末,每次服 6 克,米汤调下,频服为佳。

2.治气虚自汗:可用**牡蛎散**,即黄芪 9 克,牡蛎 9 克,麻黄根 9 克,浮小麦 15 克,水煎服。

3.治肺结核或其他原因引起的下午低烧、多汗、心烦口渴:浮小麦 30 克,地骨皮 9 克,水煎服。

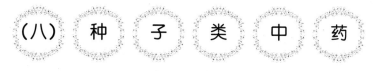

(八) 种 子 类 中 药

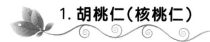

1.胡桃仁(核桃仁)

来源 为胡桃科植物胡桃的种仁。

应用 **治小肠气痛:**胡桃 1 枚,烧炭研末,热酒服之。

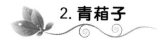

2.青葙子

来源 为苋科植物青葙的种子。

应用 **1.治暴发火眼,目赤涩痛:**青葙子、黄芩、龙胆草各 9 克,菊花 12 克,生地 15 克,水煎服。

2.治肝热目赤肿痛,畏光流泪,头胀头痛:青葙子、桑叶、菊花、木贼各 9 克,龙胆草 3 克,水煎服。

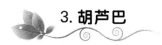

3.胡芦巴

来源 为豆科植物胡芦巴的种子。

应用 **治疝气:**胡芦巴、桃仁(去皮、尖,炒)。以上等份为末,酒调 6 克,食前服。

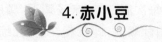

4. 赤小豆

来源 为豆科植物赤小豆的种子。

应用 **1. 治小儿急性肾炎，一般 3 剂可以消肿，服至以尿检蛋白消失为止：**赤小豆 30 克，麻黄 3 克，连翘 12 克，生姜皮 3 克，水煎服。每日 1 剂。

2. 治营养不良性水肿：赤小豆、落花生、大枣，煮服。

3. 治便血：可用赤小豆当归散，即赤小豆 15 克，当归 9 克，水煎服。

4. 治下肢丹毒：赤小豆 15 克，黄柏 9 克，川牛膝 9 克，三白草根 30 克，金银花 9 克，蒲公英 9 克，茜草 15 克，水煎服，每日 1 剂。

5. 治痈肿初起，红肿热痛：赤小豆适量，研末，水调外敷患处。

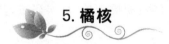

5. 橘核

来源 为芸香科植物橘及其栽培变种的种子。

应用 **1. 治妇女乳房起核：**青橘叶、青橘皮、橘核各 15 克，以黄酒与水合煎，1 日 2 次温服。

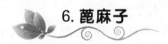

6. 蓖麻子

来源 为大戟科植物蓖麻的种子。

应用 **治汤火伤：**蓖麻子、蛤粉等份，末，研膏。汤损用油调敷，大疮用水调敷。

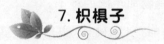

7. 枳椇子

来源 为鼠李科植物北枳椇的干燥带肉质果柄的果实。

应用 **1. 治酒醉：**枳椇子 12 克（杵碎），葛花 9 克，水煎冷服。

2. 治热病烦渴,小便不利:枳椇子、知母各 9 克,金银花 24 克,灯心 3 克,水煎服。

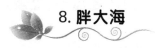

8. 胖大海

来源 为梧桐科植物胖大海的种子。

应用 治伤风咳嗽、咳痰不爽、咽喉干痛、声音嘶哑,但没有发热等其他症状:可每天用胖大海 9 克,加水适量,煮沸 3 分钟,将汁连渣一并倒入茶壶内,当茶饮用。在口渴咽干时即饮胖大海汁,待茶壶内胖大海汁饮完时,再冲入白开水适量,继续泡汁饮用,1 天内可连续泡汁 3～4 次。等到第二天,将渣弃去,另换新药,连服 3～4 天。

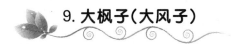

9. 大枫子(大风子)

来源 为大枫子科植物大风子的成熟种子。

应用 **1. 治风癣、疥癞、局部瘙痒**:可用**大风诸癞方**,即大枫子 15 克,苦参末 9 克,米糊为丸,如梧桐子大,每次 6 克,每日 2 次,温酒送服。

2. 治牛皮癣:大枫子、苦参各 180 克,川楝皮、雄黄、川椒、白矾、草乌、薄荷各 120 克,樟脑 90 克,冰片 15 克,加入 75％酒精 6000 毫升,清水 2000 毫升中,浸泡 3 周后,涂擦患处;每日 4～6 次。

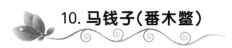

10. 马钱子(番木鳖)

来源 为马钱科植物马钱子的种子。

应用 治喉痹肿瘤(凡咽喉肿痛诸病,感到阻塞不利、吞咽不爽甚至吞咽难下的,均属喉痹范围)。治疗可用制马钱子、青木香、山豆根各等份。研末,吹喉。

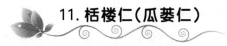

11. 栝楼仁(瓜蒌仁)

来源 为葫芦科植物栝楼的种子。

应 用 治大便燥结：栝楼子、火麻仁各 9 克，水煎服。

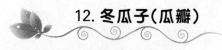

12. 冬瓜子(瓜瓣)

来 源 为葫芦科植物冬瓜的种子。

应 用 治肠痈(阑尾炎)：冬瓜子、紫花地丁、蒲公英、败酱各 30 克，桃仁 15 克，红藤 9 克，当归 6 克，赤芍 6 克，水煎服。

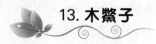

13. 木鳖子

来 源 为葫芦科植物木鳖子的种子。

应 用 **1. 治头癣：**木鳖子仁适量，研细末，用醋调匀涂患处。

2. 治急性乳腺炎：木鳖子 1～2 个，去壳，研成末，取鸡蛋 1 个，打 1 小孔，将木鳖子末装入蛋内，用纸封上，蒸熟，去蛋壳服之，每日 3 次，每次 1 个鸡蛋。

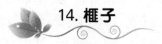

14. 榧子

来 源 为红豆杉科植物榧的种子。

应 用 **治钩虫病：**钩虫寄生在人体小肠内，虫卵自粪便排出，随着施肥而到达土壤，发育成为丝状细虫，当人赤着脚接触土壤的时候，就容易钻进皮肤，侵入人体为病。治疗可每天用榧子 30～40 个，炒熟，在空腹时嚼服，连服 3～4 天。儿童剂量酌减。

15. 白果(银杏)

来 源 为银杏科植物银杏的种子。

应 用 **1. 治头面癣疮：**生白果仁，切断，频擦取效。

2. 治肺结核：白果核 9 克，白毛夏枯草 30 克，煎服。

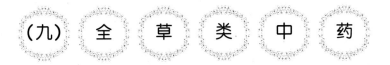

（九）全草类中药

1. 马齿苋

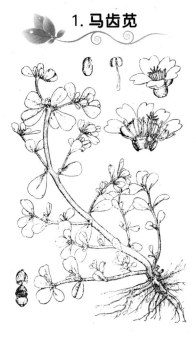

马齿苋

来源 为马齿苋科植物马齿苋的全草。

应用 **治细菌性痢疾：**可每天用马齿苋 30 克（鲜品用量加倍，用 60 克），加水 2 碗，煎取汁 1 碗，1 次服，连服 7 天。儿童剂量减半。

2. 仙鹤草

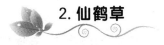

来源 为蔷薇科植物龙芽草的地上部分。

应用 在江南民间认为仙鹤草有补益功效，常用仙鹤草加适量红枣煎汁服，治脱力劳伤。

内服煎汤 10～15 克，大剂量可用 30～60 克。外用适量，捣敷或煎膏涂敷。

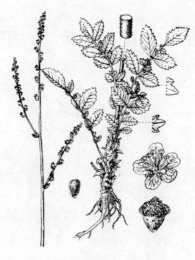

仙鹤草

表证发热者慎服。

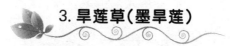

3. 旱莲草(墨旱莲)

来源 为菊科植物鳢肠的全草。

应用 **1. 治妇人崩漏：**旱莲草、侧柏叶各 15 克，水煎服。

2. 治刀伤出血，疮毒痈肿：旱莲草全草，鲜者捣烂，干者研末，敷伤处。

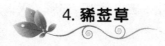

4. 豨莶草

来源 为菊科植物豨莶的地上部分。

应用 **治风湿性关节炎，四肢麻木，筋骨疼痛：**可用豨莶草、白毛藤各 9 克，臭梧桐(或牛膝)15 克，水煎服。

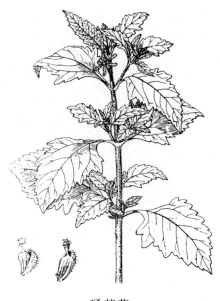

豨莶草

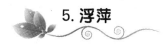

5. 浮萍

来源 为浮萍科植物浮萍的全草。

应用 **用于麻疹初起,热壅而疹不透者:**浮萍 6 克,柽柳 6 克,水煎服。外用浮萍 60～120 克,煎水洗全身。

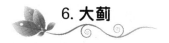

6. 大蓟

来源 为菊科植物大蓟的地上部分及根。

应用 大蓟有凉血、止血、行瘀消肿的功效,适用于吐血、咯血、衄血、尿血、妇女崩漏、外伤出血、疮疡肿痛等症。

内服煎汤 5～15 克,鲜品可用 30～60 克。外用适量,捣敷。用于止血宜炒炭用。

虚寒出血、脾胃虚寒者禁服。

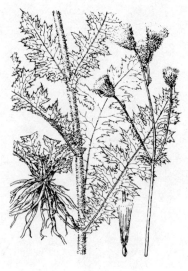

大蓟

7. 小蓟

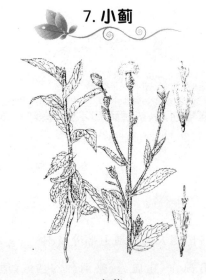

小蓟

来源　为菊科植物刺儿菜的全草及根。

应用　小蓟的功用与大蓟相似。内服煎汤 5～10 克；鲜品可用 30～60 克，或捣汁。外用适量，捣敷。本品止血宜炒炭用。虚寒出血及脾胃虚寒者禁服。

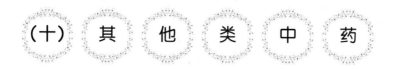

（十）其他类中药

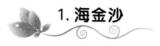

1. 海金沙

来源 为海金沙科植物海金沙的孢子。

应用 **1. 治石淋（尿路结石）**：海金沙 30 克，滑石、白茅根各 15 克，金钱草 60 克，车前草 9 克，水煎服。

2. 治乳腺炎：海金沙 21～30 克，水、酒各半煎服。

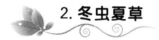

2. 冬虫夏草

来源 为麦角菌科真菌冬虫夏草菌的子座及其寄生蝙蝠蛾科昆虫虫草蝙蝠蛾等幼虫体（菌核）的复合体。

应用 **1. 治肺结核咳嗽、咯血、老年虚喘**：冬虫夏草 30 克，贝母 15 克，百合 12 克，水煎服。

2. 治肾虚腰痛：冬虫夏草 30 克，枸杞子 30 克，黄酒 1 公斤，浸泡 1 周，每次 1 小盅，每日服 2 次。

3. 治贫血，病后虚弱，阳痿、遗精：黄芪 30 克，冬虫夏草 15 克，水煎服。

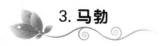

3. 马勃

来源 为灰包科真菌紫色秃马勃的子实体。

应用 **1. 治疗疮**：马勃晒干、研末，桐油调外敷。

2. 治急性咽喉炎、腮腺炎等症：马勃 6 克，板蓝根 15 克，牛蒡子 9 克，玄参 12 克，桔梗 6 克，连翘 9 克，僵蚕 9 克，薄荷 3 克，荆芥 6 克，金银花 9 克，鲜芦根 15 克，水煎服。

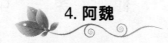

4. 阿魏

来源 为伞形科植物阿魏分泌的树脂。

应用 为强力的神经兴奋剂及祛痰剂,用于神经衰弱、慢性支气管炎,并可驱除肠胃胀气,治疗便秘等症。

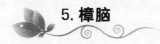

5. 樟脑

来源 为樟科植物樟树的根、枝、叶及废材经蒸馏所得的颗粒状结晶。

应用 **1. 治疗癣瘤疥:**樟脑、花椒、芝麻各适量,研末,凡士林调,擦患处。

2. 因吐泻腹痛而致血行障碍之寒痧闭证,甚至神志昏迷者,可用"樟脑散"治疗:樟脑、乳糖等份,为散剂,每次 1.5~2.5 克,胶囊吞服。

3. 治扭伤、冻疮未溃者可用樟脑油:樟脑、松节油,调匀,擦患处。

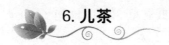

6. 儿茶

来源 当豆科植物儿茶树的干枝加水煎汁浓缩而成的干浸膏。

应用 **1. 疮疡久不收口,湿疹:**儿茶、龙骨各 3 克,冰片 0.3 克,共研细粉,敷患处。

2. 扁桃体炎:儿茶、柿霜各 9 克,冰片 0.6 克,枯矾 6 克,共研细粉,用甘油调成糊状,搽患处。

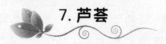

7. 芦荟

来源 为百合科植物库拉索芦荟的叶汁经浓缩而成的干燥品。

应用 **1. 治急性结合膜炎,大便燥结、小便短赤等症:**芦荟 3 克,胡黄连 3 克,当归 9 克,芍药 12 克,川芎 3 克,芜荑 9 克,木香 3 克,龙胆草 6 克,水煎服。

2. 用于小儿胃虫、疳热等症: 芦荟 3 克,使君子 15 克,研末,每日空腹服 6 克,温开水送服。

8. 竹沥
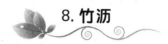

来源　为禾本科植物淡竹的茎,经火烧滴出之汁。

应用　本品有清热化痰之功效,可治肺热喘咳,热病烦躁。用量 15～30 克。

(十一) 加 工 品 类 中 药
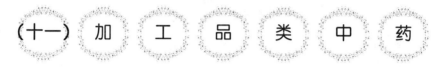

1. 青黛
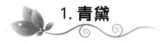

来源　为爵床科植物马蓝、蓼科植物蓼蓝、豆科植物木蓝、十字花科植物菘蓝的叶或茎叶的加工品。

应用　**治小儿急性腮腺炎:** 青黛适量,冰片少许,用温开水调敷患部。

2. 梅花冰片(冰片)
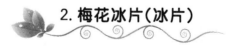

来源　为龙脑香科植物龙脑香树脂中析出的天然结晶性化合物。

应用　**冰硼散**(中药店有售,是用冰片、硼砂、元明粉、朱砂四种药物配制的粉剂)有清凉消炎、消肿止痛的功效,外用治牙龈肿痛、咽喉红肿痛、口腔黏膜溃疡及小儿鹅口疮。可用药粉吹喉或外涂患处。涂药后唾液分泌增多,等几分钟后,可将唾液吐掉;如将药粉稍有吞咽,对身体没有妨碍。每天可吹药数次。

冰硼散内的硼砂、朱砂有防腐、解毒作用,元明粉有清热、消肿作用。

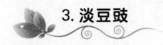

3. 淡豆豉

来 源 为豆科植物大豆的成熟种子(黑色者)经发酵加工而成。

应 用 **葱豉桔梗汤**:葱白 3～5 枚,豆豉 9～15 克,薄荷 3～4.5 克,栀子 6～9 克,竹叶 30 片,甘草 1.8～2.4 克,桔梗 3～4.5 克,水煎服。用于风温初起头痛身热,微恶寒,咳嗽咽痛。

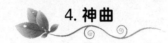

4. 神曲

来 源 为辣蓼、青蒿、杏仁等药加入面粉或麸皮混合后,经发酵制成的曲剂。

应 用 **治食滞腹胀,不思食**:神曲半块到 1 块,开水泡服。

三、少常用中药治疗常见病

（一）根类中药

1. 太子参（孩儿参）

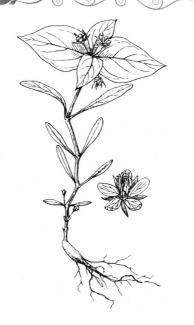

太子参

来源 为石竹科植物孩儿参的块根。

应用 **1. 治肺虚咳嗽：**太子参 15 克，麦冬 12 克，甘草 6 克，水煎服。

2. 治病后气血亏虚：太子参 15 克，黄芪 12 克，五味子 3 克，嫩白扁豆 9 克,大枣 4 枚。煎水代茶饮。

3. 治病后虚弱,伤津口干:太子参、生地、白芍、生玉竹各 9 克,水煎服。

4. 治神经衰弱:太子参 15 克,当归、酸枣仁、远志、炙甘草各 9 克,煎服。

5. 治小儿出虚汗:太子参 9 克,浮小麦 15 克,大枣 10 枚,水煎服。

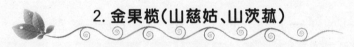

2. 金果榄(山慈姑、山茨菰)

来源 当防己科植物青牛胆的块根。

应用 **1. 治急性扁桃体炎:**鲜金果榄 10 克,连翘、牛蒡子各 9 克,煎服。另取金果榄研极细粉,吹喉,每日 2 次。

2. 治小儿喘息型支气管炎:金果榄 9 克,水煎分 2～3 次服。

3. 治急性痢疾:青果榄研细粉,每次服 1 克,每日 3 次,连服 5～7 天。

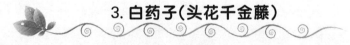

3. 白药子(头花千金藤)

来源 当防己科植物头花千金藤的块根。

应用 **治疗流行性腮腺炎等:**取白药子块根用醋磨汁,涂于患处,治疗腮腺炎、淋巴腺炎及"无名肿毒"共 200 余例,一般敷药数次,即可止痛消肿而痊愈。

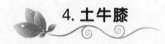

4. 土牛膝

来源 为苋科植物柳叶牛膝的根和根茎。

应用 **1. 治男、妇诸淋、小便不通:**土牛膝连叶,以酒煎服数次。

2. 治血滞经闭:鲜土牛膝 30～60 克,或加鲜马鞭草全草 30 克,水煎,调酒服。

3. 治跌打损伤:土牛膝 9～15 克,水煎,酒对服。

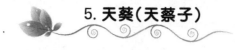

5. 天葵(天葵子)

来源 为毛茛科植物天葵的块根。

应用 **1. 治瘰疬**：紫背天葵 45 克，海藻、海带、昆布、桔梗各 30 克，海螵蛸 15 克。共为细末，酒糊丸，如梧桐子大，每次服 70 丸，食后温酒服。

2. 治瘰疬：紫背天葵根 1.5 克，加象贝 6～9 克，煅牡蛎 9～12 克，甘草 3 克。同煎服数次。

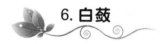

6. 白蔹

来源 为葡萄科植物白蔹的块根。

应用 **1. 治疮口不敛**：白蔹、白及、络石藤各 15 克。取干者，为细末。干撒疮上。

2. 治烫火灼烂：白蔹末敷之。

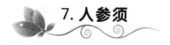

7. 人参须

来源 为五加科植物人参的细支根及须根。

应用 人参须有益气、生津、止渴的功效，适用于咳嗽吐血、口渴、胃虚呕逆。内服煎汤 3～9 克。

8. 天竹根

来源 为萝藦科植物徐长卿的根及根茎。

应用 **1. 治寒气腹痛**：徐长卿 9 克，小茴香 6 克，煎服。

2. 治外伤肿痛：鲜徐长卿根、生栀子等量，同捣烂外敷；另用徐长卿 9 克，煎水，服时兑黄酒适量。

3. 治皮肤瘙痒：徐长卿适量，煎水洗。

4. 治带状疱疹、接触性皮炎、顽固性荨麻疹、风湿性皮炎：均可用徐长卿 6～12 克，水煎服，并煎汤洗患处。

9. 白茄根

来 源　为茄科植物白茄的根。

应 用　**1. 治慢性风湿性关节炎**：茄子根 15 克，水煎服；或用茄子根 90 克，浸白酒 500 毫升，浸泡 7 天后取服，每次服药酒 15 毫升，每日 2 次。

2. 治冻疮：茄子根 120 克，煎汤熏洗患部，每日 1～2 次。

3. 老年慢性气管炎：茄子根糖浆，每日 2～3 次，每次 50 毫升。10 天为一个疗程，连服 3 个疗程。

茄子根糖浆制法：取洗净切片干茄根 2000 克，置罐内，加水温浸半小时，加热至沸，共煎煮 3 次，煎煮时间分别为 2 个半小时、2 小时、一个半小时，3 次煎液过滤，合并，浓缩至 500 毫升，放冷。另取蔗糖 40 克，溶解在适量蒸馏水中，煮沸乘热过滤，使成单糖浆，加入冷却浓缩液中，再加入苯甲酸钠 5 克，溶解后加水至 1000 毫升，搅匀，过滤，分装即得。

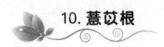

10. 薏苡根

来 源　为禾本科植物薏苡的根。

应 用　**1. 治黄疸**：薏苡根煎汤频服。

2. 治黄疸：薏苡根 60 克，茵陈 30 克，冰糖少许，酌加水煎服，每日服 3 次。

3. 治淋浊、崩带：薏苡根 15～30 克，水煎服。

4. 治风湿性关节炎：薏苡根 30～60 克，水煎服，每日 2 次，或代茶顿服。

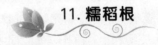

11. 糯稻根

来 源　为禾本科植物糯稻的根及根茎。

应 用 1. 治阴虚盗汗:糯稻根、乌枣各 60 克,红糖 30 克,水煎服。

2. 治丝虫病(乳糜尿):糯稻根 250～500 克,可酌加红枣,水煎服。

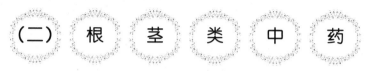

(二) 根 茎 类 中 药

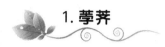

1. 荸荠

来 源 为莎草科植物荸荠的球茎。

应 用 1. 治高血压、慢性咳嗽、吐浓痰:荸荠、海蜇头(洗去盐分)各 30～60 克,煎汤,每日 2～3 次分服。

2. 痔疮出血:鲜荸荠 500 克,洗净,加红糖 60 克及水适量,煮沸 1 小时,取荸荠汤,1 次或分次服,以上为 1 日量,连续服 3 天,或每日生吃鲜荸荠 120 克,分 1～2 服。

3. 麻疹透发不快:荸荠 90 克,柽柳 15 克(鲜枝叶 30 克),水煎服。

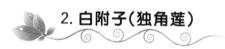

2. 白附子(独角莲)

来 源 为天南星科植物独角莲的块茎。

应 用 治风痰眩晕,痰厥头痛:制白附子、制南星、制半夏各 6 克,水煎服。

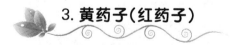

3. 黄药子(红药子)

来 源 为薯蓣科植物黄独的块茎。

应 用 1. 治毒蛇咬伤:黄药子 9 克,天葵根、生南星各 3 克。捣绒敷伤口。

2. 治扭伤:黄药子、七叶一枝花(均鲜用)各等量,捣烂外敷。

3. 治腹泻:黄药子研末,每次 3 克,温开水吞服。

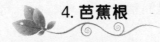

4. 芭蕉根

来源 为芭蕉科植物芭蕉的根茎。

应用 1.治口舌干燥,骨节烦热:生芭蕉根,捣绞取汁,时饮。

2.治黄疸病:芭蕉根9克,山慈姑2克,龙胆草9克,捣烂,冲水服。

3.治疮口不合:芭蕉根取汁抹之。

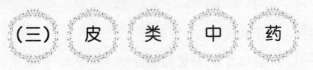

(三) 皮 类 中 药

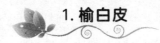

1. 榆白皮

来源 为榆科植物榆的树皮。

应用 治皮肤感染、压疮:榆树皮60克,小蓟、地丁、蒲公英、马齿苋各15克。共研细粉,敷患处。

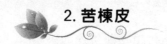

2. 苦楝皮

来源 为楝科植物楝的树皮及根皮。

应用 1.治胃虫腹痛,或伴呕吐等症状:鲜苦楝根皮24克,水煎浓汁,加红糖30克,1次服下,儿童减半。3天无蛔虫排出,可再服1次。

2.治蛲虫病:苦楝根皮80克,百部150克,乌梅9克,加水2大碗,煎成1大碗,每日晚间用此液5汤匙灌肠1次,连续2～4晚。

3.治钩虫病:用苦楝根皮槟榔糖浆,即鲜苦楝根皮24克,槟榔15克,水煎后取汁兑入少量蜂蜜冲服,于睡前空腹1次口服,连服2晚,小儿剂量酌减。

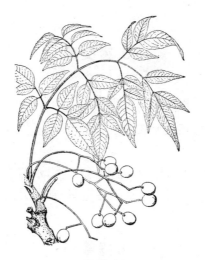

苦楝皮

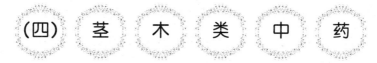

（四）茎木类中药

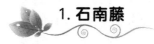

1. 石南藤

来源 为胡椒科植物巴岩香的茎、叶及全株。

应用 石南藤有祛风湿、强腰膝、止痛、止咳的功效，适用于风湿痹痛、扭挫伤、腰膝无力、痛经、风寒感冒、咳嗽气喘。用量9～15克。

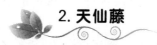

2. 天仙藤

来源 为马兜铃科植物北马兜铃的茎叶。

应用 天仙藤有行气活血、止痛、利尿的功效，适用于妊娠水肿、胸腹痛、疝痛、风湿痛。用量12～9克。

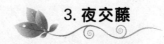

3. 夜交藤

来 源　为蓼科植物何首乌的藤茎。

应 用　**1. 治虚烦失眠多梦：**

①夜交藤 30 克，水煎服。

②夜交藤 30 克，珍珠母 30 克，丹参 9 克，水煎服。

2. 治皮肤瘙痒：夜交藤、苍耳子各适量，煎水外洗。

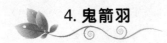

4. 鬼箭羽

来 源　为卫矛科植物卫茅具翅状物的枝条或翅状附属物。

应 用　**1. 治月经不调，产后瘀血腹痛：**鬼箭羽、当归各 9 克，益母草 12 克，水煎服。

2. 治跌打损伤、瘀血肿痛：鬼箭羽 30 克，赤芍 15 克，红花、桃仁各 9 克，大黄 3 克，共研细粉，每次服 3 克，每日服 3 次。

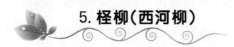

5. 柽柳（西河柳）

来 源　为柽柳科植物柽柳的嫩枝叶。

应 用　**1. 用于透发不出者：**西河柳 6 克，芫荽 9 克，浮萍 6，樱桃核 6 克，水煎服。

2. 预防麻疹：西河柳研末，每次服 9 克，每日 2 次。

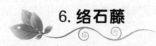

6. 络石藤

来 源　为夹竹桃科植物络石的带叶藤茎。

应 用　**1. 治坐骨神经痛：**络石藤 60～90 克，水煎服。

2. 治关节炎：络石藤、五加根皮各 30 克，牛膝根 15 克。水煎服，白酒引。

3. 治咳嗽、喘息：络石藤茎、叶 15 克，水煎服。

4. 治痈疽疼痛：络石藤 15 克，甘草节 10 克，忍冬花 10 克，乳香、没药各 10 克，水 600 毫升，煎至 200 毫升。每日分 3 次服。

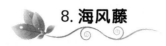

8.海风藤

来源 为胡椒科植物细叶青蒌藤的藤茎。

应用 **治跌打损伤：**海风藤、大血藤、竹根七、山沉香、红牛膝、地乌龟。泡酒服。

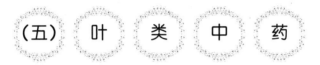

（五）叶类中药

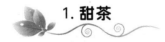

1.甜茶

来源 为虎耳草科植物腊莲绣球的嫩叶。

应用 **治疟疾：**甜茶 6～9 克，水煎服。

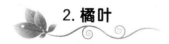

2.橘叶

来源 为芸香科植物福橘或朱橘等多种橘类的叶。

应用 **1. 治咳嗽：**橘叶（着蜜于背上，火焙干），水煎服。

2. 治疝气：橘叶 10 片，荔枝核 5 个（焙），水煎服。

3. 治水肿：橘叶一大握，煮甜酒服。

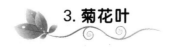

3.菊花叶

来源 为菊科植物菊的叶。

应用 治疗毒及一切无名肿毒：白菊花叶连根，捶取自然汁 1 茶盅，滚酒调服；用酒煮服亦可，生用更好。病重宜多服。渣敷患处，留头不敷，盖被睡卧出汗。

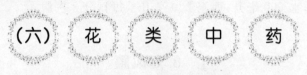

（六）花 类 中 药

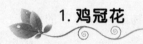

1. 鸡冠花

来源 为苋科植物鸡冠花的花序。

应用 1. 治下血脱肛：白鸡冠花、防风等份。每次服 1 匙，空心米饮下。

2. 治赤白带下：鸡冠花、椿根皮各 15 克，水煎服。

3. 治肠炎、痢疾：鸡冠花 15 克，石榴果皮 9 克，刺黄柏 6 克，水煎服。

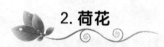

2. 荷花

来源 为睡莲科植物莲的花蕾。

应用 治天泡疮：荷花贴之。

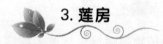

3. 莲房

来源 为睡莲科植物莲的花托。

应用 1. 治功能性子宫出血、尿血：莲房炭、荆芥炭、牡丹皮各 9 克，小蓟 12 克，白茅根 30 克，水煎服。

2. 治小便血淋：莲房（烧存性，为末）入麝香少许。每次服 7.5 克，米饮调下，每日服 2 次。

3. 治天泡湿疮：莲蓬壳，烧存性，研末调敷。

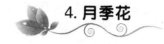

4. 月季花

来源 为蔷薇科植物月季的花。

1. 治月经不调:(1)鲜月季花 15～21 克,开水泡服。（2)月季花 15 克,芦山石苇 15 克,狗脊 6 克,水煎服。

2. 治高血压:月季花 9～15 克,开水泡服。

3. 治外伤肿痛:月季花、地鳖虫等量研细末,每次 4.5 克,每日 2 次,温酒少许冲服;另用鲜月季花捣烂敷患处。

4. 治瘰疬:月季花 6～9 克,水煎服;或加夏枯草 15 克,水煎服。

5. 治烫伤:月季花焙干研粉,茶油调敷患处。

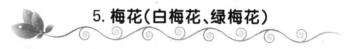

5. 梅花(白梅花、绿梅花)

来源 为蔷薇科植物梅的花蕾。

应用 **1. 治咽喉梗塞感(但无阳性体征):**绿萼梅 6 克,橘饼 2 个,煎服。

2. 治瘰疬:鸡蛋开 1 孔,入绿萼梅花将开者 7 朵,封口,饭上蒸熟,去梅花食蛋,每日 1 枚,服 7 日。

6. 扁豆花

来源 为豆科植物扁豆的花。

应用 **1. 治伤暑腹泻:**白扁豆花 15 克,香薷 9 克,厚朴 6 克,水煎服。

2. 解食物中毒:鲜扁豆花,捣绞汁,多量灌服。

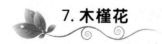

7. 木槿花

来源 为锦葵科植物木槿的花。

应用 **1.治疗疮疖肿**:鲜木槿花适量,甜酒少许,捣烂外敷。

2.治疗细菌性痢疾:木槿花洗净晒干,研末备用,每次 2 克,小儿酌减,每隔 2 小时服 1 次,3～5 天为一疗程。试治 300 例,症状控制者占 96.3％,一般服药后体温迅速下降,大便于 2～3 天内好转。

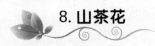

8.山茶花

来源 为山茶科植物山茶的花。

应用 **治痔疮出血**:大红宝珠山茶花,研末冲服。

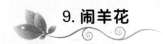

9.闹羊花

来源 为杜鹃花科植物羊踯躅的花。

应用 **1.治神经性头痛、偏头痛**:鲜闹羊花捣烂,外敷后脑或痛处 2～3 小时。

2.治皮肤顽癣及瘙痒:鲜闹羊花 15 克,捣烂敷患处。

3.治瘌痢头:鲜闹羊花擦患处;或晒干研粉调麻油涂患处。

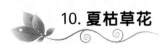

10.夏枯草花

来源 为唇形科植物夏枯草的花。

应用 **治赤白带下**:夏本草花,开时采,阴干为末。每次服 6 克,食前米饮下。

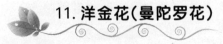

11.洋金花(曼陀罗花)

来源 为茄科植物白曼陀罗的花。

应用 **治风湿性关节痛**:

1.曼陀罗花 30 克,白酒 500 克,将花放酒内泡半个月,1 次饮半小酒盅(约 5 毫升),每日 2 次。

2. 曼陀罗花 9 克,水煎,汤洗患处。

12. 松花

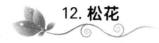

来源 为松科植物马尾松的花粉。

应用 **1. 治湿疹:**松花粉、黄柏、苦参各 60 克,青黛 15 克,涂搽患处,每日 1 次。

2. 治外伤出血,黄水疮:松花粉适量,撒敷患处。

3. 治吐血、咯血、便血:松花粉 6 克。每日分 3 次服,凉开水送下。

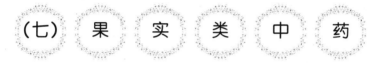

(七) 果 实 类 中 药

1. 肉桂丁(桂丁)

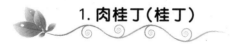

来源 为樟科植物肉桂的幼嫩果实。

应用 **治心痛,辟寒邪胃痛:**桂丁研细,酒下 9 克。

2. 路路通

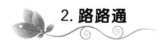

来源 为金缕梅科植物枫香树的序。

应用 **治过敏性鼻炎:**路路通 12 克,苍耳子、防风各 9 克,辛夷、白芷各 6 克,水煎服。

3. 黄皮果

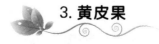

来源 为芸香科植物黄皮的果实。

应用 **1. 治痰咳哮喘:**黄皮果用食盐腌后,用时取 15 克,酌加开水炖服。

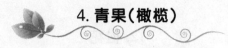

4. 青果（橄榄）

来源 为橄榄科植物橄榄的果实。

应用 **1. 治咽喉肿痛，声嘶音哑，口舌干燥，吞咽不利**：青果（去核）、桔梗、生寒水石、薄荷各 1240 克，青黛、硼砂各 240 克，甘草 620 克，冰片 36 克。共研末，为蜜丸。每次服 3 克，每日服 2 次。

2. 治孕妇胎动心烦，口渴咽干：青果适量，置猪肚内，炖熟，食肉喝汤。

3. 治酒伤昏闷：用橄榄肉 10 个，煎汤饮。

4. 解河豚、鱼、鳖诸毒，诸鱼骨鲠：橄榄捣汁，或煎浓汤饮。

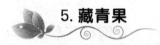

5. 藏青果

来源 为使君子科植物诃子树的果实。

应用 **治咽喉肿痛**：藏青果 2～3 枚，以凉开水磨汁慢慢咽下，或捣碎泡汤服。

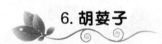

6. 胡荽子

来源 为伞形科植物胡荽的果实。

应用 **1. 治消化不良，食欲不振**：胡荽子 10 克，陈皮、六曲各 9 克，生姜 3 片，水煎服。

2. 治胸膈满闷：胡荽子研末，每次 3 克，温开水吞服。

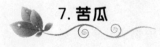

7. 苦瓜

来源 为葫芦科植物苦瓜的果实。

应用 **1.治烦热口渴**:鲜苦瓜1个,剖开去瓤,切碎,水煎服。

2.治痢疾:鲜苦瓜捣烂绞汁1杯,温开水冲服。

3.治痈肿:鲜苦瓜捣烂敷患处。

8.罗汉果

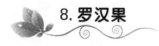

来源 为葫芦科植物罗汉果的果实。

应用 **治百日咳**:罗汉果1个,柿饼15克,水煎服。

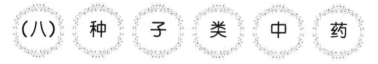

(八) 种 子 类 中 药

1.山楂核

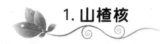

来源 为蔷薇科植物山楂的种子

应用 **治胃积坚久,嘈杂吞酸,胁肋间积块作痛**:山楂核15克(炒黄,研),沙蒺藜15克(焙),鸡内金15克(焙黄),共为细末,每次服3克,白开水送下。忌生冷。

2.绿豆

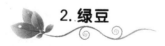

来源 为豆科植物绿豆的种子。

应用 **治疗腮腺炎**:用生绿豆60克置小锅内煮至将熟时,加入白菜心2~3个,再煮约20分钟,取汁顿服,每日1~2次。治疗34例(病情3~4天),全部治愈。若在发病早期使用更好。

3.刀豆子

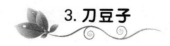

来源 为豆科植物刀豆的种子。

应用 1.治扭伤腰痛：刀豆子 15 克，泽兰、苦楝子各 12 克，煎服。

2.治百日咳：刀豆子 10 粒（打碎），甘草 3 克。加冰糖适量，水一杯半，煎至 1 杯，去渣，顿服。

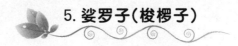

4.续随子（千金子）

来源 为大戟科植物续随子的种子。

应用 治血瘀经闭：千金子 3 克，丹参、制香附各 9 克，水煎服。

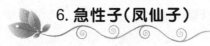

5.娑罗子（梭椤子）

来源 为七叶树科植物七叶树的种子。

应用 1.治胃痛：娑罗子 1 枚，捣碎煎服。

2.治乳房小叶增生：娑罗子 9～15 克，水煎代茶饮。

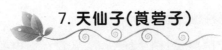

6.急性子（凤仙子）

来源 为凤仙花科植物凤仙花的种子。

应用 治经闭腹痛，产后瘀血未尽：急性子 9 克捣碎，水煎，加红糖适量服。

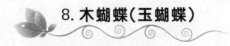

7.天仙子（莨菪子）

来源 为茄科植物莨菪的成熟种子。

应用 治胃痛：莨菪子粉末 0.6 克，温开水送服。

8.木蝴蝶（玉蝴蝶）

来源 为紫葳科植物木蝴蝶的种子。

应 用 1. 肺热咳嗽、喉痹、音哑：配伍桔梗、款冬花、桑皮，水煎服。

2. 用于肝胃气痛：木蝴蝶焙研，每次冲服 3 克。

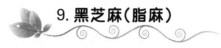

9. 黑芝麻（脂麻）

来 源 为胡麻科植物芝麻的成熟黑色种子。

应 用 治小儿瘰疬：脂麻（炒）、连翘（微炒）等份，共为末，频频食之。

10. 南瓜子

来 源 为葫芦科植物南瓜的种子。

应 用 1. 治绦虫病：南瓜子、石榴根皮各 30 克，水煎，分 3 次服，连服 2 日。

2. 治小儿蛔虫：南瓜子 30 克，韭菜叶 30 克，水竹沥 60 克，温开水冲服。

3. 治吸血虫病：南瓜子炒黄，碾细末。每日服 60 克，加白糖，分 2 次温开水冲服。以 15 日为 1 疗程。

4. 治钩虫病：南瓜子榨油，每次 1 茶匙，内服后 4 小时服泻下剂。

5. 治产后缺奶：南瓜子 60 克，研末，加红糖适量，开水冲服。

6. 治产后手脚浮肿、糖尿病：南瓜子 30 克，炒熟，水煎服。

7. 治百日咳：南瓜种子，炙焦，研细粉。赤砂糖汤调服少许，每日数次。

8. 治内痔：南瓜子 1000 克，煎水熏之。每日 2 次，连熏数日。

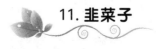

11. 韭菜子

来 源 为百合科植物韭的种子。

应 用 治肾虚遗精、腰膝无力：韭菜子、菟丝子、沙苑子、枸杞子各 9 克,补骨脂 6 克,水煎服。

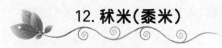

12. 秫米(黍米)

来源 为禾本科植物黍的种子。

应用 治小儿鹅口,不能饮乳:黍米汁涂之。

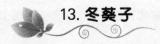

13. 冬葵子

来源 为锦葵科植物苘麻的种子。

应用 **1.治尿路结石:**冬葵子、海金砂、金钱草各 15 克,滑石、车前子各 30 克,瞿麦、萹蓄各 12 克,大黄 4.5 克。水煎服。剧痛者加川楝子、延胡索各 9 克。

2.治小儿小便困难,尿急胀痛:冬葵子 1525 克,木通 775 克(冬葵子散),水煎服。

3.用于久病津液不足,大便干涩:冬葵子 12 克,火麻仁 12 克,郁李仁 12 克,水煎服。

4.治乳汁不下:冬葵子 9～15 克,水煎服。

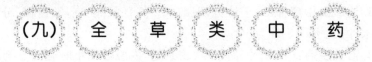

(九) 全 草 类 中 药

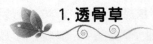

1. 透骨草

来源 为凤仙花科植物白凤仙花全草。

应用 治风湿关节痛:透骨草、防风、苍术、黄柏各 9 克,鸡血藤 15 克,牛膝 12 克,水煎服。

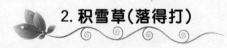

2. 积雪草(落得打)

来源 为伞形科植物积雪草的全草。

应用 1.**治扁桃体炎**：鲜积雪草适量，捣烂绞汁，调醋少许，含口内慢慢咽下。

2.**治泌尿系结石**：鲜积雪草，鲜天胡荽、鲜海金砂、鲜车前草各30克，水煎2次分服，每日1剂。

3.**治中暑腹泻**：鲜积雪草60克，煎汤代茶饮。

4.**治跌打损伤**：鲜积雪草60克，捣汁或浸酒服，药渣敷患处。

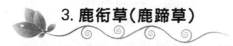

3. 鹿衔草(鹿蹄草)

来源 为鹿蹄草科植物鹿蹄草的全草。

应用 1.**治肺结核咯血**：鹿蹄草、白及各12克，水煎服。

2.**治慢性风湿性关节炎、类风湿关节炎**：鹿蹄草、白术各12克，泽泻9克，水煎服。

3.**治慢性肠炎、痢疾**：鹿蹄草15克，水煎服。

4.**治过敏性皮炎、疮痈肿毒、虫蛇咬伤**：鹿蹄草适量，煎汤洗患处，每日2次。

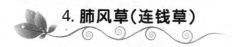

4. 肺风草(连钱草)

来源 为唇形科植物连钱草的全草。

应用 1.**肾及膀胱结石**：鲜连钱草30克，水煎服。连服1～2个月，逐日增量，增至180克为止。

2.**治跌打损伤**：鲜连钱草60克，捣汁调白糖内服。另取连钱草适量，捣烂敷患处。

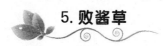

5. 败酱草

来源 为败酱科植物黄花败酱的全草。

应用 1.**治产后宿血不散**：败酱60克，没药、乳香各9克，当归、川芎各3克，香附、续断(俱酒洗)各15克。共为末，每天早晨服6克，温开水调服。

2. 治无名肿毒： 鲜败酱草全草 30～60 克，酒水各半煎服；渣捣烂敷患处。

3. 治肋间神经痛： 败酱草 60 克，水煎服。

4. 治赤白痢疾： 败酱草 60 克，冰糖 15 克，开水炖服。

5. 治蛇咬： 败酱草 250 克，煎汤炖服。另用败酱草杵细外敷。

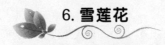

6. 雪莲花

来源 为菊科植物绵头雪莲花的带根全草。

应用 **1. 治阳痿：** 雪莲花、冬虫夏草，泡酒饮。

2. 治体虚头晕，耳鸣眼花： 雪莲花全草 9～15 克，每日 2～3 次，煎服。

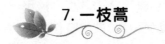

7. 一枝蒿

来源 为菊科植物蓍草的全草。

应用 **1. 治跌打损伤：** 一枝蒿 30 克，泡酒涂擦。

2. 治重伤、止痛消肿： 一枝蒿 6 克，法半夏 9 克，生白芷 9 克，各药研成细末，混合成散剂，开水吞服，每次服 0.9 克。

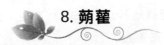

8. 蒴藋

来源 为忍冬科植物蒴藋的全草或根。

应用 **1. 治肾炎水肿、脚气水肿：** 蒴藋全草 12～24 克，水煎服。

2. 治跌打损伤： 蒴藋根 18 克。酒、水各半煎好，滤去渣，加白糖 30 克，搅和服。

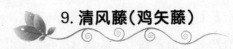

9. 清风藤（鸡矢藤）

来源 为茜草科植物鸡矢藤的全草及根。

应用 **1.治气郁胸闷、胃痛**:清风藤 30～60 克,水煎服。

2.治食积腹泻:清风藤 30 克,水煎服。

3.治关节风湿痛:清风藤根或藤 30～60 克,酒水煎服。

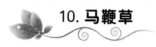

10. 马鞭草

来源 为马鞭草科植物马鞭草的全草。

应用 **治伤风感冒、流感**:鲜马鞭草 45 克,羌活 15 克,青蒿 30 克。上药煎汤 2 小碗,每日 2 次分服,连服 2～3 日。咽痛加鲜桔梗 15 克。

11. 零陵香

来源 为报春花科植物灵香草的带根全草。

应用 **治头风眩晕、痰逆恶心、懒食**:零陵香、藿香叶、莎草根(炒)等份,为末,每次服 6 克,茶下,每日 3 次。

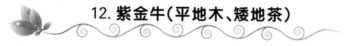

12. 紫金牛(平地木、矮地茶)

来源 为紫金牛科植物紫金牛,以全株入药。

应用 **1.治慢性支气管炎**:紫金牛 12 克,胡颓子叶、鱼腥草各 15 克,桔梗 6 克。水煎 3 次分服,每日 1 剂。

2.治小儿肺炎:紫金牛 30 克,枇杷叶 7 片,陈皮 15 克,如有咯血或痰中带血者加旱莲草 15 克。每日 1 剂,水煎分 2 次服。

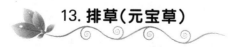

13. 排草(元宝草)

来源 为金丝桃科植物元宝草的全草。

应用 **1.治阴虚咳嗽**:排草 30～60 克,红枣 7～14 枚,同煎服。

2. 治赤白下痢，里急后重：排草煎汁，冲蜂蜜服。

3. 治乳痈：排草 15 克，水酒各半煎，分 2 次服。

4. 治跌打扭伤、肿痛：鲜元宝草根 15 克，水酒各半煎服；另用元宝草叶，加酒酿糟同捣烂敷伤处。

四、常用中药临床研究

（一）全草类中药

1. 蒲公英（黄花地丁）

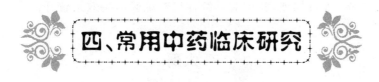

来源 菊科植物蒲公英的全草。

应用 **治小儿流行性腮腺炎**：取鲜蒲公英 20 克，捣碎加鸡蛋清一个，白糖少许，调成糊状，外敷患处，每日 1 次。50 例经治疗均愈，平均服药 8.07 天。也有人用鲜蒲公英 30～60 克，白糖 30 克，水煎服，治疗 84 例亦痊愈，平均服药 3 日左右。

2. 青蒿

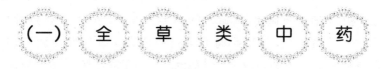

来源 菊科植物黄花蒿的全草。

应用 **治疗疟疾**：取青蒿干叶洗净，浸泡 15 分钟煎煮，沸后再煮 3 分钟（若煎煮时间过长，则疗效降低；只煎 1 次），滤取药汁，药渣加压再取汁，两汁合并 1 次口服，每日 3 次，连服 3 日为 1 疗程。成人首次用量，青蒿干叶 100 克，以后每次 65 克，1 疗程总量为 620 克；如系鲜叶用量加倍；小儿用量酌减。治间日疟 58 例，痊愈 36 例，有效 15 例，无效 7 例，总有效率为 87.9%。

3. 茵陈蒿

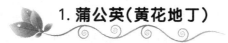

来源 菊科植物茵陈蒿的去根幼苗或地上部分。

应 用 **治疗口腔溃疡：**茵陈蒿每日 30 克，煎汤内服或漱口。经治 40 例，3～4 日均愈，其中对单纯性口腔黏膜溃疡效果较好。

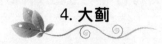

4. 大蓟

来 源 菊科植物大蓟的地上部分及根。

应 用 **治疗乳腺炎：**取鲜大蓟根去泥洗净，阴干，捣烂取其汁液，加入 20％凡士林搅拌，待半小时后即自然成膏。乳房发炎期用药膏涂在消毒纱布上贴于患部，4～6 小时换药 1 次；乳房化脓期先行局部切口引流，再敷药膏，4 小时换药 1 次，3 日后改 6 小时换药 1 次。共治疗 29 例，其中发炎期 27 例，化脓期 2 例，结果 23 例局部初期炎症 2～3 日治愈，4 例硬结红肿者 5 日痊愈，2 例化脓期 1 周痊愈。

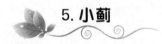

5. 小蓟

来 源 菊科植物刺儿菜的全草及根。

应 用 **1. 治疗麻风性鼻出血：**取小蓟全草洗净，捣碎，用纱布滤出液体，放锅内煎熬蒸发其水分，待冷却后加入适量防腐剂，装玻璃瓶内备用。用时以棉球蘸液汁塞内鼻中隔的糜烂面或溃疡面的出血点上，每日更换 3～4 次。治疗 34 例，痊愈 24 例（70.6％）。一般衄上在 4～14 日，鼻中隔溃疡面在 21～33 日内愈合，且无任何不良反应。

2. 治疗疮疡：采新鲜小蓟叶先后经 0.1％高锰酸钾溶液及 0.5％食盐水冲洗数次后，压榨取汁，静置 1 小时，倾去上层清液，取深绿色沉淀液体 20 毫升和白凡士林 80 克调成药膏。治疗疮疡、外伤化脓及职业性盐卤外伤化脓共 200 例，一般换药 4～7 次即可痊愈，未发现不良副作用。

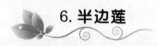

6. 半边莲

来 源 桔梗科植物半边莲的带根全草。

应 用 **治疗带状疱疹：**鲜半边莲，用量视病变范围大小而定，捣

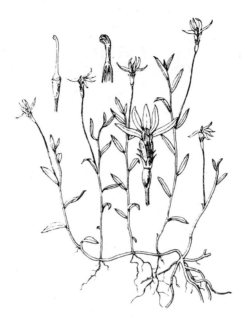

半边莲

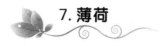

烂如泥,敷于患处,上盖纱布,用胶布固定,药干用冷开水湿润之。每日换药 1～2 次。亦可将鲜品捣烂绞汁,不时外擦患处。共治疗 23 例,治疗后先是疼痛减轻或不痛,继之水疱结痂,脱屑,轻者 2～3 日,重者 7 日痊愈。

7. 薄荷

来　源　唇形科植物薄荷的全草。

应　用　**1. 治慢性荨麻疹**:取薄荷 15 克,桂圆干 6 粒。水煎服,每日 2 次,按照发疹轻重情况,可连服 2～4 周。治疗 40 例,显效 32 例,好转 4 例,无效 4 例。

2. 治疗肉瘤:用薄荷油涂擦肉瘤局部,每日 2 次,疗程最长 45 日,最短 20 日,共治疗 11 例,均获满意效果。

8. 车前草

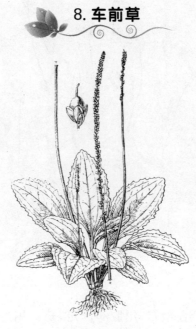

车前草

来源 车前科植物车前的全草。

应用 **1. 治疗急性扁桃体炎**：取新鲜车前草 2.5 千克或干品 1 千克，加水浓煎至 5000 毫升，成人每次 200 毫升（小儿酌减），每日 3 次，首次加倍，5 日为 1 疗程。治疗 90 例，治愈（临床症状消失，扁桃体陷窝脓点消失，体温 72 小时内降至正常，白细胞计数和分类计数恢复正常）83 例，好转（临床症状部分消退，72 小时体温降至正常）7 例，有效率 100％。

2. 治疗急、慢性细菌性痢疾：用鲜车前草叶制成 100％ 煎剂，每日 60～120 毫升（可多至 200 毫升），每日 3～4 次。共观察 88 例，治愈 63 例，好转 11 例，无效 14 例，治愈率 71.6％，有效率 84.1％。

9. 益母草

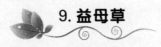

来源 唇形科植物益母草的全草。

应用 治疗急性肾小球肾炎：每日用干益母草 90～120 克，或鲜益母草 180～240 克（小孩酌减），用水 700 毫升，文火煎煮至 300 毫升，分 2～3 次温服。共治疗 80 例，除少数病例并发炎症兼用抗生素治疗，以及有肾变性综合征兼用综合疗法外，皆单用益母草治疗，结果全部治愈，治愈时间 5～36 日。

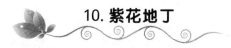

10. 紫花地丁

来源 堇菜科植物紫花地丁的全草。

应用 治疗扁桃体炎：用紫花地丁注射液（每毫升相当于生药 1 克）治疗 19 例，病程 2～3 日，扁桃体充血肿大Ⅱ度者 9 例，Ⅲ度者 6 例，有扁桃体脓灶者 4 例，采用肌内注射，每次 2～4 毫升，每日 2～3 次，用药 1 日后，头痛、发烧、颌下淋巴结肿大消退。全组均在 3 日内恢复，最短者经用药 1 日即愈。

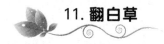

11. 翻白草

来源 蔷薇科植物翻白草的带根全草。

应用 治疗急性菌痢：用鲜翻白草 60 克，或干品 30 克（用根及全叶；小儿用量酌减），水煎，每日 1 剂，重症患者或中毒型菌痢，可每日服 2 剂，分 4 次服。共治疗 350 例，结果：痊愈 215 例，好转 28 例，无效 7 例，治愈率为 90%；治愈时间 1～7 日，平均 4 日左右。

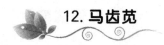

12. 马齿苋

来源 马齿苋科植物马齿苋的全草。

应用 **1. 治疗急、慢性细菌性痢疾**：用马齿苋、铁苋菜制备的马铁针剂（每毫升含生药 1 克），成人每日肌注 2～3 次，每次 2 毫升，儿童酌减，3 日为 1 疗程，失水严重者根据病情适当补液。共治疗 188 例，结果显效 165 例（占 87.3%），有效 19 例（占 10.1%），无效 4 例（占 2.6%），有效率 97.4%，平均治疗时间 2.36 日。

另有报道用马齿苋煎剂观察 403 例，治愈率为 83.62%，其中对 331 例急性细菌性痢疾疗效尤为满意，治愈率为 89.12%。

2. 治疗带状疱疹：用马齿苋 60 克，大青叶 15 克，蒲公英 15 克，水煎服，每日 1 剂，共观察 144 例，在 1～10 日内皮损大部分结痂脱落，疼痛消失者 125 例，平均治愈日为 5.3 日；10 日以上痊愈者 19 例。本方在缩短疗程、降低疼痛方面疗效较佳。

3. 防治荨麻疹：取马齿苋鲜全草 200～300 克，加水约 1500 毫升，煎沸浓缩至 1000 毫升左右，取 100 毫升内服（小儿酌减），余下药液再加水适量，煎沸后捞弃药草，待汤液稍温，即可用之频频擦洗患处，每日 2 次。共治疗 56 例，1～2 日痊愈者 16 例，3～4 日痊愈者 22 例，5～6 日痊愈者 3 例，获显效者 7 例，好转 5 例，无效 3 例。

4. 治疗白癜风：用马齿苋 20 克（鲜品加倍），红糖 10 克，醋 70 毫升，混合后煮沸，过滤，滤液置有色瓶内备用；或将鲜马齿苋洗净，切碎，捣烂，用纱布拧出液汁，装瓶备用（每 100 毫升加硼酸 2 克，使 pH 值保持在 5.1，可久贮使用）。任选一种，以棉签蘸涂患部，每日 1～2 次（最好在晚上睡前涂 1 次）。同时配合日光浴，患部晒太阳，从每日 10 分钟开始，逐渐增加至每日 1～2 小时不再增加。共观察 125 例，结果痊愈 57 例，有效 57 例，无效 11 例，总有效率为 91.2%，治愈率 45.6%。

5. 治疗百日咳：取马齿苋 20～30 克，水煎 2 次，浓缩为 100～150 毫升，每日分 2 次口服，5 日为 1 疗程。共治疗 50 例，以阵发性痉挛性咳嗽消失、两肺呼吸音正常、血白细胞计数恢复正常为治愈。结果服 1 疗程治愈 34 例（占 68%），服 2 个疗程治愈 14 例（占 28%），另 2 例并有肺炎、脑类为无效，总有效率为 96%。

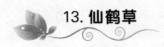

13. 仙鹤草

来源 蔷薇科植物龙芽草的地上部分。

应用 **1. 治疗嗜盐菌感染性食物中毒**：仙鹤草 30 克，水煎成 100 毫升，每日 1 次服（小儿酌减）；服药后呕吐者，少量分次服，补足其剂量；输液以纠正脱水，有休克或惊厥者用阿托品抢救。经治疗后，一般中毒症状多在 2～3 小时内减退，腹痛在 12 小时内消失，腹泻在 24～48 小时内控制。共治疗 108 例,均在 2 日内治愈。

2. 治疗梅尼埃综合征:仙鹤草 100 克,水煎,每日 1 剂,分 2 次服。共治疗 42 例,结果全部治愈(临床症状全部消失,追踪 3 年未复发),治愈时间为 1~6 日,平均 2~3 日。

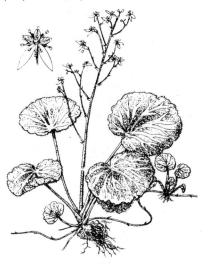

虎耳草

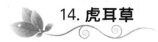

14. 虎耳草

来　源　虎耳草科植物虎耳草的全草。

应　用　**治疗中耳炎**:1. 取虎耳草鲜叶捣汁,纱布过滤,加适量冰片,装入滴眼瓶中备用。用时先用 3％过氧化氢溶液(双氧水)洗涤外耳道,将脓性分泌物清除干净,然后取虎耳草液滴耳,每次 1~2 滴,每日 3 次。治疗化脓性中耳炎 31 例,其中急性 25 例,平均 3 日治愈,慢性 6 例,平均 7 日治愈。

2. 用中耳炎药水(每 100 毫升鲜虎耳草汁加 75％乙醇 20 毫升制成)滴耳,治愈率为 93.56％,有效率为 100％。

15. 鱼腥草

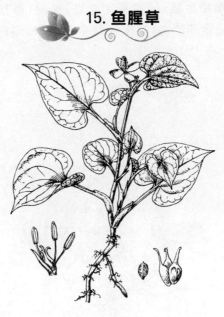

鱼腥草

【来源】 三白草科植物蕺菜的带根全草。

【应用】 **治疗急性黄疸型肝炎**：先取鱼腥草 180 克，煎汤去渣，再放白糖 30 克，加水 500～700 毫升，文火煎至 250～400 毫升，每日 1 剂，分 2 次服，一般服 7～10 剂。治疗 20 例，结果全部治愈。

16. 麻黄

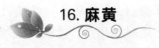

【来源】 麻黄科植物草麻黄的草质茎。

【应用】 **治小儿腹泻**：麻黄 2～4 克，水煎后加少许白糖顿服，每日 1 剂。观察 138 例，治愈 126 例，占 91.3％，其中 124 例服药 1～2 剂即可。

17. 灯心草

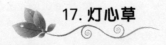

【来源】 灯心草科植物灯心草的茎髓或全草。

应用 **治小儿夜啼**:用灯心草、香油适量,将灯心草蘸油点火烧成灰,再将灰搽于小儿两眉毛上,每晚睡前搽 1 次。共治疗 96 例,无效 7 例。一般连搽 1～2 次见效,3～5 次即愈。

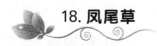

18. 凤尾草

来源 凤尾蕨科植物凤尾草的全草。

应用 **1.治疗传染性肝炎**:以新鲜凤尾草制成 100％糖浆,成人每日服 100～150 毫升,以维生素 B、维生素 C 及高蛋白为辅助治疗剂,连服 1 周。治疗 143 例,结果 122 例痊愈,20 例显效,1 例因劳累复发转院。服药期间无副作用和不良反应。

2.治疗急性细菌性痢疾:用 15％凤尾草煎剂,成人每日服 3 次,每次 100 毫升(小儿酌减),饭前服,5～7 日为 1 疗程。治疗 52 例,其中急性典型菌痢 31 例,急性非典型菌痢 12 例,慢性菌痢急性发作型 9 例。结果痊愈(临床症状消失,体温正常,大便每日不超过 2 次,无黏液、脓血)45 例(88.5％),好转(临床症状明显好转,粪便性状改善,次数明显减少,高倍镜下视野红、白细胞在 5 个以下)4 例(7.7％),无效 2 例,有效率为 96.2％。

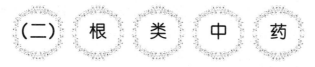

(二) 根 类 中 药

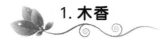

1. 木香

来源 菊科植物木香的根。

应用 **治疗急性腰扭伤**:木香、川芎等量,共研细末,混合均匀为散剂,每日早晚各用黄酒冲服 6 克,共治疗 122 例,结果全部治愈,其中服药 2 次者 9 例,3～4 次者 21 例,5～6 次者 800 例,6～10 次者 12 例。

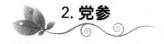

2. 党参

来源 桔梗科植物党参的根。

应用 **治疗功能性子宫出血**：每日用党参 30～60 克，水煎，早晚分服。月经期或行经第 1 日开始连续服药 5 日。部分患者血止后，用人参归脾丸或乌鸡白凤丸等巩固疗效，共治疗 37 例，5 例痊愈，14 例显效，10 例有效，无效 8 例。

3. 鲜地黄

来源 玄参科植物地黄的新鲜茎。

应用 **治疗化脓性中耳炎**：取鲜地黄自然汁滴耳，先用 30％双氧水洗净耳内脓液积垢，然后滴入鲜地黄汁 3～5 滴，每日早晚各 1 次。经治 11 例，结果全部治愈。

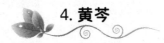

4. 黄芩

来源 唇形科植物黄芩的根。

应用 **1. 治疗肝炎**：从黄芩中提取黄芩苷，装入胶囊，成人每日服 3 次，每次 0.5 克（2 粒），儿童酌减。共治疗 71 例传染性肝炎（包括急性黄疸型和无黄疸型、慢性肝炎活动期），临床治疗 69 例，有效率为 97.2％，其中在半个月内达临床痊愈的占 61.9％。

2. 治疗高血压病：将黄芩制成 20％酊剂，每次 5～10 毫升，每日服 3 次。共治疗 51 例，服药前血压均在 23.94/13.3kPa(180/100mmHg)以上，服药 1～12 个月后血压下降 2.66/1.33kPa(20/10mmHg)以上者占 70％以上，一般临床症状也随之消失或减轻。据观察，本药虽经长时间服用，仍能发挥降压作用，无明显副作用。

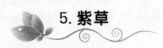

5. 紫草

来源 紫草科植物软紫草的根。

应用 **1. 治疗宫颈糜烂**：紫草 200 克，筛去杂质，入 750 克香油中炸枯，过滤，即成紫草油。用窥阴器暴露宫颈，干棉球轻擦宫颈口分泌物,将紫草油棉球涂擦宫颈及阴道上端。隔日1次,10次为1疗程。治疗期间禁性生活,行经期停药。共治100例,经1～2个疗程后,痊愈84例,显效8例,好转4例,无效4例,总有效率为96%。其中Ⅰ、Ⅱ、Ⅲ度有效率分别是100%、93%和75%。

2.治疗肌注后硬结:紫草10克,浸泡在100克麻油内(或豆油或其他食用植物油),放置6小时后备用;或将紫草浸泡在热沸的麻油内,待其放凉后即可使用。将制成的紫草油涂敷在硬结的皮肤上,面积超过硬结外围1～2cm,外加塑料薄膜覆盖,用无菌纱布包扎在塑料薄膜外面,最好用胶布固定;或涂敷面上不加保护措施,尽量使紫草油在皮肤表面上保持的时间长一些,每日涂敷2～6次。治疗结果:共治100例,有90%的患者经24小时涂敷即可使硬结消散,100例患者均获良效。

3.治疗银屑病:0.1%精制紫草注射液,肌内注射,每次2毫升,每日1次。共治疗50例,结果痊愈13例(占26%),基本治愈8例,显效18例,好转9例,无效2例。

4.治烧烫伤:取干紫草800克,轧碎放进5000克麻油中熬后去渣备用。烧烫伤部位按常规外科清创,根据部位、面积分别采用包扎和暴露法。

①包扎法,适用于四肢、躯干部位。无菌纱布用紫草油浸透后,用单层或双层纱布铺放在创面上,外用纱面、绷带包扎。对某些Ⅲ度或部分坏死较深的Ⅱ度液化灶及分泌物,纱布下积脓时,可在该部剪去紫草油纱布,换药,去除坏死组织及脓液后,再用紫草油纱布覆盖,根据分泌物情况增减换药次数。

②暴露法,适用于头、面、颈、会阴和躯干部烧伤。用无菌棉球蘸紫草油涂于创面上或用单层纱布铺在创面上,不包扎,干燥时可反复涂药。该组病例中根据创面的大小和程度进行全身疗法以及抗感染、抗休克等对症处理。共治疗各种烧烫伤患者1153例,烧伤面积从10%到85%,Ⅱ度烧伤占14%,Ⅲ度烧伤占2.1%。结果除1例死亡外(入院当日抢救无效死亡),1152例全部治愈。最短10日治愈,最长42日,平均21日。

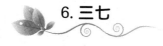

6. 三七

来源 五加科植物三七的根。

应用 1.**治疗赘疣**:三七粉 1.5 克,每日 2 次,水冲服,10 日为 1 疗程。治扁平疣 30 例,痊愈 20 例,占 66.7%,有效 6 例,占 20%,无效 4 例,总有效率为 86.7%。

2.**治寻常疣**:治疗 13 例,三七粉 0.5～1 克,每日服 3 次。一般 20～30 日左右变干脱落痊愈,2 例服 41～47 日而愈,1 例无效,总有效率为 92.3%。

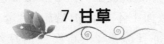

7. 甘草

来源 豆科植物甘草的根及根茎。

应用 **治疗腓肠肌痉挛**:甘草流浸膏成人 10～15 毫升,每日服 3 次。经治 253 例,显著疗效 241 例,占 94.8%。疗程最短 3 日,最长 6 日。

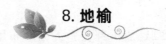

8. 地榆

来源 蔷薇科植物地榆的根。

应用 **治疗细菌性痢疾**:用地榆片(每片含地榆粉 0.175 克),每次 6 片,每日服 3 次,小儿酌减。共治疗 91 例,结果:总有效率 95.6%。另治疗健康带菌者 43 例,1 周后复查,阴转率为 88.37%。

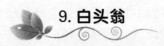

9. 白头翁

来源 毛茛科植物白头翁的根。

应用 **治疗消化性溃疡**:将白头翁、生黄芪、蜂蜜按 6∶3∶8 的比例制成"胃痛灵"糖浆。制备时先将白头翁、生黄芪用清水漂洗,并浸泡一昼夜,然后用文火浓煎 2 次去渣,取上面清液,另将蜂蜜煮沸去浮沫,加入药液中浓缩成糖浆。每次服 20 毫升,每日服 3 次,饭前用温开水冲服。共治疗消化性溃疡 147 例,其中胃溃疡 56 例,痊愈 18 例,好转 31 例,无效 7 例;十二指肠球部溃疡 78 例,痊愈 38 例,好转 44 例,无效

3 例;复合性溃疡 13 例,痊愈 2 例,好转 9 例,无效 2 例,总有效率为 91.8%。

10. 白芍

来源 毛茛科植物芍药的根。

应用 **1. 治疗三叉神经痛:**用**芍药甘草汤**治疗 42 例三叉神经痛患者。以白芍 9 克,炙甘草 9 克为一日量。煎服 7～25 剂,疼痛全部缓解。随访一年未复发者 30 例,半年后复发但次数减少、疼痛明显减轻者 12 例。

2. 治疗习惯性便秘:用**芍药甘草汤**治疗 60 例习惯性便秘,奏效迅速。本法用生白芍 24～40 克,生甘草 10～15 克,水煎服,一般不须加减用量,2～4 剂可见显效。对燥热、气滞、阴血虚之肠燥便秘尤宜。

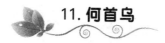

11. 何首乌

来源 蓼科植物何首乌的块根。

应用 **治疗白发:**以何首乌、熟地黄各 30 克,当归 15 克,浸于 1000 毫升粮食白酒中,10～15 日后开始饮用。每日 1～2 盅(约 15～30 毫升),连续饮至见效。共观察 36 例,其中局限性、弥漫性 16 例,症状 1～10 年,结果痊愈 24 例,好转 8 例,总有效率为 88.89%。

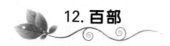

12. 百部

来源 百部科植物直立百部的根。

应用 **治疗百日咳:**百部 250 克,制成糖浆 800 毫升。3 岁以下每次服 3 毫升,3 岁以上每次服 5 毫升,均为每 4 小时 1 次(夜间 1 次可免去)。治疗 57 例,一般在 2～4 日可收到治疗效果。

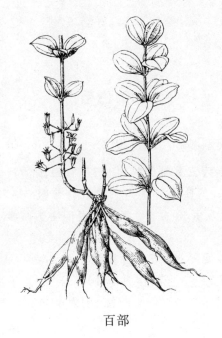

百部

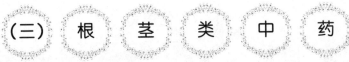

（三）根茎类中药

1. 苍术

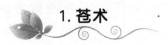

来源 菊科植物茅苍术的根茎。

应用 **治疗结膜干燥症：**用苍术粉3克，分3次用温开水冲服，儿童酌减。治疗夜盲期结膜干燥症患者42例，经治2～3日症状消失。

治疗结膜干燥症前期患者35例，服药3～4日，角膜干燥期8人，服药4～5日，自觉症状及结膜损害等均消失。

2. 白术

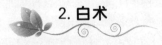

来源 菊科植物白术的根茎。

应用 **治疗便秘：**生白术60克，生地30克，每日1剂，水煎服。

一般服 1～4 剂。治妇产科手术后便秘 50 例,其中有 36 例于服药 1～2剂后开始肠鸣,随后排便;7 例无效。据临床观察,服药后每日排便 1 次者 34 例,每日 2 次者 6 例,每日 3 次者 3 例。随后多数患者保持每日或隔日排便 1 次。

用上法治疗 13 例成人便秘,其中男 6 例,女 7 例,每例服药 1 剂,结果:11 例有效,2 例无效,有效率 84.6%。有效的 11 例中,4 例于服药 4～5 小时后开始肠鸣,随后排出稀便;7 例于服药第二日排便,大便稀软通畅。腹泻次数分别为 1～3 次。在上述白术配伍滋润通便获效的基础上,试用单味白术 60 克,每日 1 剂煎服。治疗 21 例便秘患者(成人 20例,儿童 1 例),结果:16 例于服药第 2 日排便,大便质软通畅,但无腹泻;5 例无效,其中 1 例儿童系蛔虫肠梗阻而改用灌肠治愈。有效率76.2%,说明白术通便效果是肯定的。

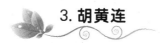

3. 胡黄连

来源 玄参科植物胡黄连的根茎。

应用 **治疗菌痢**:将胡黄连烤干研末,成人每日 2～6 克,分 3 次服。治疗 30 例,结果全部治愈。

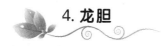

4. 龙胆

来源 龙胆科植物龙胆的根和根茎。

应用 **治疗急性眼结膜炎**:用龙胆草 15 克,加水 250 毫升,煎煮成 150 毫升,加微量食盐,冷后洗眼。每日 3～4 次,每次 5～10 分钟。共治疗急性眼结膜炎 94 例,结果痊愈 85 例,一般用药 2～3 日痊愈,显效 5 例,无效 4 例。

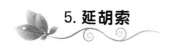

5. 延胡索

来源 罂粟科植物延胡索的块茎。

应用 **治疗心律失常**：用延胡索粉治疗心律失常 48 例，其中频发房性早搏 13 例，阵发性心房颤动 13 例，房早伴阵发房颤 2 例，伴短阵房性心动过速 1 例，阵发性室上性心动过速 2 例，持续性心房颤动 17 例。每次口服 5～10 克，每日 3 次，房颤患者复律期间曾服用 15 克，每日 3 次。疗程 4～8 周。治疗结果：对房早、阵发房颤和阵发性室上性心动过速的 31 例患者，显效 15 例，明显好转 7 例，好转 4 例，无效 5 例，总有效率 84%。对持续性房颤服药后心率均明显减慢，有 6 例心率转为窦性。

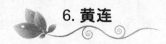

6. 黄连

来源 毛茛科植物黄连的根茎。

应用 **治疗白喉**：黄连粉内服，每次 0.6 克，每日 4～6 次，并配合 1% 黄连溶液漱口。治疗轻症白喉 11 例，体温在 1～3 日内恢复正常，假膜平均在 2.6 日消退。治疗后咽拭培养平均 2.8 日转为阴性。

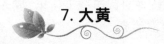

7. 大黄

来源 蓼科植物掌叶大黄的根茎。

应用 **1. 治疗急性肠梗阻**：生大黄粉，每次 9 克（老人、小儿减半），开水冲服或胃管注入，每日 2 次。用于 44 例急性肠梗阻患者（包括麻痹性肠梗阻 25 例，单纯性肠梗阻 11 例，粪块性肠梗阻 8 例），有效率达 97.7%。一般服药 1～3 次后，在 4～24 小时内排气排便，随之腹胀、腹痛缓解，胃肠功能恢复。本法对麻痹性肠梗阻和粪块性肠梗阻疗效满意，对单纯性肠梗阻则需配合胃肠减压与其他疗法。

2. 治疗急性腰扭伤：取大黄粉，用生姜汁调成软膏状。平摊于扭伤处，厚约 0.5 厘米，盖以细纸或塑料布，再覆以纱布，用胶布固定，12～24 小时未愈者再敷。敷药 1 次而愈者 86 例，2 次者 22 例，3 次者 2 例。

3. 治疗急性菌痢和肠炎：用大黄醇提片（精制大黄片），治疗急性菌痢 110 例，首次服 5 片，以后改为每次服 4 片，急性肠炎 54 例，首次服 4 片，以后改为每次服 3 片，均每日 3 次。结果：急性菌痢者有效率为

95％,大便常规恢复正常的时间平均为3.4日,大便细菌培养转阴时间平均8.4日;急性肠炎患者全部有效,治愈时间平均1.5日。

4.治疗急性扁桃体炎:生大黄每日9～12克,入沸水150毫升中浸泡,待温顿服;隔2小时左右泡服第二汁。治疗61例患者,于1～2日全部治愈。随后给予桔梗4.5克,生甘草4.5克,鲜芦根30克,煎汤代茶饮,以清理余邪。

5.治疗急性肝炎:用生大黄50克(儿童25～30克)煎汤,每日顿服1次,连服6日为1疗程。治疗80例患者,1周内肝功能恢复正常者17例,2周内肝功能恢复正常者45例,3周内肝功能恢复正常者3例,1个月内临床治愈11例,总有效率为95％。

6.治疗咯血:用大黄醇提片,每次3片,每日3次。用于25例咯血患者,均获痊愈。止血时间平均4.4日。

7.治疗鼻出血:用生大黄粉内服并外用塞鼻。内服量每次3克,每日4次;外用消毒药棉蘸大黄粉塞鼻,6小时左右换一次。用于鼻出血50例,治愈40例,有效8例,有效率为96％。止血时间平均3日。

8.治疗酒皶鼻:取大黄、硫黄等份研末,每晚临睡前以药末5克,加凉水调成糊状,用毛笔涂敷患部,次晨洗去,2周为1疗程。治疗20例,其中痊愈(红斑、丘疹、脓疱全部消退)10例,显效(丘疹消退,红斑隐约尚存)7例,好转(皮疹、红斑较治疗前减少50％)2例,无效(经治2个疗程无变化)1例。本方用于面部痤疮,效果亦佳。

9.治疗急性胆囊炎、胆结石:用生大黄50克和猪胆汁浸渍后的绿豆250克,烤干研末,装入胶囊(0.3克),每次1.5克,日服3次。用于胆囊炎23例,胆结石39例,胆囊炎合并胆管结石25例,经20日治疗,总有效率达99％。

10.治疗急性胰腺炎:大黄30～50克,加开水120～200毫升浸泡,去渣,每日分4～8次口服或胃管灌入。用于45例患者,治愈40例,好转2例,总有效率为93.3％。有效病例均在服用大黄后1～2日内排便;症状和体征消失的时间为4～15日,平均10日。

11.治疗复发性口疮:用生大黄30克煎汤,饭后温服,每日2次。用于复发性口疮39例,服药后临床治愈8例,显效19例,有效12例。25例服药1日后溃疡面灼痛消失,14例灼痛明显减轻。

12.治疗烧烫伤:用大黄浸泡于95％乙醇中(每克大黄用乙醇4毫升)半月以上。到乙醇变成深棕色时,即可应用。

用法：将大黄乙醇倒入喷雾枪内，喷射烧伤创面，每日 4～5 次。有水疱的新鲜创面，先将水疱划破，然后喷药；已有感染的创面，尽量清除感染组织后再用药。82 例烧伤患者（Ⅰ度、浅Ⅱ度烧伤 51 例，深Ⅱ度、Ⅲ度烧伤 31 例）用药后 79 例治愈，住院时间 5～54 日，2 例自动出院，1 例因败血症死亡。

8. 白及

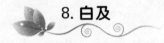

来　源　兰科植物白及的块茎。

应　用　**1. 治疗上消化道出血：**

（1）每日以白及 50～100 克煎成胶冻状溶液 500～1000 毫升，频服或分 3 次服，至大便潜血阴性后停药。共治流行性出血热消化道出血 70 例，结果除 1 例因频繁呕吐无法服药，于入院后 24 小时死亡外，其余均在 1～3 日停止呕血。大便潜血转阴则需 3～5 日。

（2）白及粉组：取白及研细粉，每次服 3 克，每日服 3 次，温开水送下。共治 42 例。

白及胶浆组：把白及配制成 10% 白及胶浆，每次服 20～30 毫升，日服 3 次。共治 38 例，结果：白及粉组，肉眼黑便消失时间平均 4.9 日，白及胶浆组平均 5.3 日；大便潜血阴转时间，白及粉组平均 8 日，白及胶浆组平均 8.1 日。

西药治疗组 50 例，平均肉眼黑便消失时间为 8.5 日，大便潜血阴转时间为 12.9 日。其中白及组 23 例服药前后 3 日做血小板、出凝血时间对照，结果显示白及可以缩短出血、凝血时间，增加血小板计数，有利于止血。

2. 治疗肺结核：白及研粉，每日吞服 6 克，用药 3 个月。治疗抗痨药无效或疗效缓慢的各型肺结核患者 60 例，取得较好效果。42 例临床治愈，X 线检查显示病灶完全吸收或纤维化，空洞闭合，血沉正常，痰菌阴性，临床症状消失；13 例显著进步，其余无改变。

3. 治疗矽肺：每次服白及片 5 片（每片含生药 0.3 克），每日 3 次。观察 44 例（主要为单纯矽肺患者），用药 3 个月至 1 年后，症状及肺功能多见改善，但 X 线检查结果改变不显著。

4. 治疗肛裂：

(1)白及粉加凡士林调成 40％～50％软膏,便后用生理盐水或 1∶1000高锰酸钾溶液清洗肛门,拭干,将裂口轻轻牵开,取少量白及软膏涂于裂口上,外加消毒敷料胶布固定,每日 1 次。观察 100 例,结果全部治愈。疗程最短 3 天,最长 15 天。适用于早期肛裂,陈旧性者疗效不佳。

(2)白及 200 克置锅内,放入适量清水(约药物体积的 3 倍),煮沸,待药汁黏稠状时,将白及滤去,用文火将药汁浓缩至黏状,再与煮沸去沫的蜂蜜 50 克一起搅拌均匀。每日大便后温水坐浴,用 1％苯扎溴铵(新洁尔灭)溶液清洗肛门及裂口处,将白及膏涂于患处,每日换药 1 次。共治疗 50 例,结果一般涂用 3～10 次后肛裂愈合,其中初期肛裂 27 例,二期肛裂 23 例,用药后疼痛逐渐减轻。

5. 治疗手足皲裂：将白及粉与凡士林调成 10％或 20％软膏外用,早晚各涂 1 次。治疗 285 例,其中 84 人用 10％软膏,结果显效 67 人,占 79.76％,总有效率 98.81％;201 人用 20％软膏,显效率仅为 36.31％。推测后者显效率低于前者,可能与 20％浓度的粉质过多有关。

6. 治疗鼻出血：白及研细粉,过 160 目筛撒布于凡士林纱条或纱球上,每次用白及粉 4～5 克塞鼻,保留 72 小时,观察 30 例。对照组亦 30 例,仅用凡士林纱条塞鼻。结果白及组第 1 次填塞后痊愈 27 例,对照组仅 20 例,两者疗效有显著差异。

7. 治疗口腔黏膜病：以 40％白及粉加 60％白糖混匀,先用 3％双氧水洗,再用盐水洗净患处,然后取适量配好之白及粉涂患处,并以棉球压迫 15～30 分钟。共治复发性口疮、慢性唇炎、过敏性口腔炎 60 例,结果痊愈(唇及口腔黏膜恢复正常 1 年以上未复发)10 例,显效(唇及口腔黏膜恢复正常半年不复发)49 例,无效 1 例。

8. 治疗干槽症：白及 98 克,冰片 2 克,分别研细末后混匀。取适量用蒸馏水调成面团。先用刮匙把拔牙窝内异物刮净,再用 3％过氧化氢(双氧水)棉球反复擦洗,吸净水分,立即把白及糊送填拔牙窝内,使糊剂充满根窝,最后用糊剂将牙窝上部填满。观察 100 例,结果 1 次痊愈者 89 例,2 次者 7 例,3 次者 4 例。一般很快止痛,4 小时即可见新生岛状肉芽组织,3 日后拔牙窝表面充满新生的牙龈黏膜。

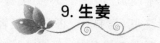

9. 生姜

来源 姜科植物姜的新鲜根茎。

应用 **治疗水烫伤**：将生姜洗净捣烂揉汁，用药棉蘸姜汁敷于患处，能立即止痛。已起泡红肿者，能消炎退肿，消去水泡；水泡已破者敷之亦无刺激。由于生姜能灭菌，破口者亦不致溃烂或感染。灼热轻者敷药 1 次即可；严重者可时时注射姜汁，保持湿润 36 小时停药。共治四五百例，无一失误。

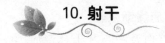

10. 射干

来源 鸢尾科植物射干的根茎。

应用 **1. 治疗乳糜尿**：用射干 15 克，水煎加入白糖适量，每日分 3 次口服；或制成水丸，每次服 4 克，每日 3 次，饭后服。以 10 日为 1 疗程，治疗 104 例乳糜尿，除个别病例外，多经 1 个疗程治疗，结果痊愈者 94 例，占 90.4％，但其中 9 例为临床治愈，16 个月后又发现乳糜尿，继续服药 4 个疗程后未再复发；无效者 10 例，占 9.6％。

2. 治疗水田皮炎：取射干 750 克，加水 13 千克，煎煮 1 小时后，过滤，加食盐 120 克，待药液温度在 30～40℃时涂洗患处，治疗观察 253 例，均获显著疗效，轻者涂洗 1 次痒感即消；重者翌日微有痒感，再洗 1 次，丘疹逐渐缩小，潮红消退，遗留色素沉着成棕色点状瘀斑而痊愈。水田皮炎系禽类血吸虫尾蚴进入人体皮肤，促进腺酵素分泌，使皮肤组织溶解而放出组胺，刺激皮肤引起剧痒。射干主含射干苷和鸢尾苷以及射干素，能减少腺酵素分泌，溶解中和组胺，使炎症消除，达到治疗作用。

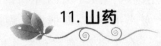

11. 山药

来源 薯蓣科植物山药的块茎。

应用 **治疗婴儿腹泻**：用单味生淮山药粉，每人每次 5～10 克，加水适量,调和后加温熬成粥状,于奶前或饭前口服,每日 3 次,也可用山药粥代乳食,疗程 3 日,治疗期间停止其他任何治疗措施。治疗 104 例小儿秋季腹泻,全部治愈(大便每日 2 次以下),性状正常,发热、呕吐、脱水等其他临床症状消失,食欲好转。

12. 川贝母

来源 百合科植物暗紫贝母的鳞茎。

应用 **治疗慢性支气管炎:**将川贝母制成片剂,每片含原药0.5克,每日服 3 次,每次 4 片,一般给药 1~5 日。共治疗急慢性支气管炎、上呼吸道感染所致的咳嗽、咯痰 67 例。控制在咳嗽消失,痰量基本消失,体征如体温、脉搏、呼吸、白细胞总数及分类计数等恢复正常者 44 例;显效(咳嗽、痰量、体征有减轻)12 例;好转(咳嗽、痰量、体征略有减轻)8 例;无效(咳嗽、痰量、体征均无进步)3 例。

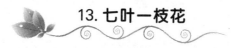

13. 七叶一枝花

来源 百合科植物七叶一枝花等的根茎。

应用 **1. 治疗急性扁桃体炎:**将七叶一枝花根茎切片,晒干并熏烤后研末,过 80 目筛,用温开水冲服 1.5 克,每日 3 次,儿童酌减。治疗 30 例,结果显效(用药后 2~3 日扁桃体化脓灶消失)18 例,有效(用药后 3~4 日化脓灶减小,最后消失)10 例,无效 2 例。

又据报道,用重楼胶囊治疗 40 例,即重楼研细末,用50%乙醇制粒,干燥后装入 0 号胶囊。成人每次服 4 粒,每日 3 次,结果有效率为 95%。

2. 治疗流行性腮腺炎:取七叶一枝花根茎 10 克,用食醋磨成浓汁状涂患处,每日 3 次;或用鲜品 20 克,捣烂加食醋适量拌匀敷患处,每日 1 次。经治 35 例,其中单纯腮腺炎 26 例,腮腺炎伴发颌下腺肿大 8 例,并发睾丸炎 1 例。结果除 1 例成年男性并发睾丸炎疗效不很明显外,其余 34 例均治愈,治愈率 97.14%。疗程最短 3 日,最长 8 日,平均 4.3 日。据观察,鲜品效果更佳。

3. 治疗静脉炎:将七叶一枝花根茎用醋磨汁涂患处,每日 3~4 次。

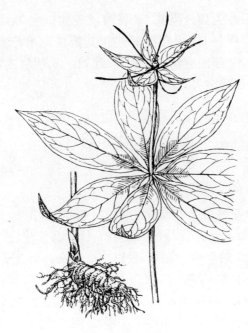

七叶一枝花

治疗因静注各种抗癌药引起的静脉炎 30 例,结果均治愈,2 日治愈 20 例,3 日治愈 9 例,7 日治愈 1 例。

4. 治疗虫咬皮炎:将七叶一枝花根茎用 50％乙醇浸泡 2 次,制成 10％及 20％酊剂涂患处,每日 1～2 次。用以上两种浓度的酊剂共治毛虫皮炎 21 例,结果涂药 1 次而愈(当即止痛止痒),有皮疹者皮疹亦随之消失 15 例,涂药 2 日而愈 5 例,涂药 3 日而愈 1 例,有效率 100％。

据观察,10％与 20％两种酊剂,其疗效无明显差别。用 10％酊剂治疗蜂螫皮炎 16 例(涂药前先将螫入皮肤的蜂尾刺拔出,并将药液擦入螫孔中),结果涂药 1 次而愈(立即止痛,水肿消退)12 例,涂药 2 日而愈 3 例,无效 1 例。

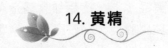

14. 黄精

来源 百合科植物黄精的根茎。

应用 **治疗白细胞减少症**:用浙江产黄精,洗净,加水煎熬去渣,再掺以糖浆制成 100％糖浆(每毫升含黄精 1 克),成人每次 10 毫升,每日 3 次,4 周为 1 疗程。共治 40 例,显效 11 例(白细胞计数比服药前增加 2000 以上,头晕乏力等症状明显好转),有效 18 例(白细胞增加 1000 以上,症状好转),无效 11 例(白细胞增加不到 1000,症状无改变),总有效率为 72.5%。多数病例白细胞在用药两周后开始增加。对药物所致白细胞减少者,在不停原服用药的情况下疗效显著。少数病例服药后有轻微腹胀,改饭后服药即可消除。

15. 土茯苓
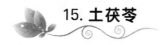

来源 百合科植物土茯苓的根茎。

应用 **治牛皮癣:**用土茯苓 60 克,研粗末包煎,每日 1 剂,2 次分服,15 剂为 1 疗程。治 50 例,痊愈 25 例,显效 14 例,有效 7 例,无效 4 例,总有效率为 92%。一般服 2 个疗程,皮鳞屑变薄,皮疹减少;3～4 个疗程,皮疹开始消退。

16. 大蒜

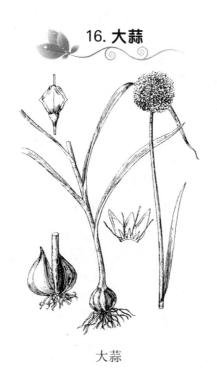

大蒜

来源 百合科植物大蒜的鳞茎。

应用 **治阿米巴痢疾:**用10％大蒜浮游液或大蒜浸出液70～100毫升(37～38℃)作保留灌肠,每日1次,6次为1疗程。同时每日取紫皮大蒜1颗,分3次生食。治疗100例,平均住院时间为7日,治愈率88％。

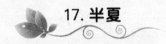

17. 半夏

来源 天南星科植物半夏的块茎。

应用 **治寻常疣:**将疣用温水泡洗10～20分钟,以刀片轻轻刮去表面角化层,取鲜半夏洗净,去皮,在寻常疣局部涂擦1～2分钟,每日3～4次,一般只涂擦初发疣即可,若继发疣较大较多时,可逐个进行涂擦,效果更好。治疗215例,结果:15日治愈28例,20日治愈83例,30日治愈21例,治愈率96.7％。

经研究,寻常疣为乳头状瘤空泡病毒(属双链DNA病毒),鲜半夏可杀死疣体中病毒,使疣消退。局部涂擦,无毒副作用。

注意:生半夏有毒,能刺激人的口腔咽喉,引起舌肿喉痛,声音嘶哑,故不能入口。

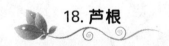

18. 芦根

来源 禾本科植物芦苇的根茎。

应用 **治疗便秘:**芦根500克,蜂蜜705克。将芦根放入煎锅中,加水6000毫升,浸泡4小时,慢火煎煮2小时后,去渣,得药液1000毫升,浓缩至705毫升,然后加入蜂蜜750毫升,煎熬收膏。服法:每次30毫升,每日3次,饭前服,儿童酌减。共治76例,其中单纯性便秘68例,顽固性便秘8例。前者服药第2日大便即能正常排出;后者服药3天后大便方能解出,服药10日左右,大便可正常。

19. 白茅根

来源　禾本科植物白茅的根茎。

应用　**治疗肾炎:**白茅根干品 250 克,加水 500～1000 毫升,煎至 200～400 毫升,分早晚 2 次口服。共治疗肾小球肾炎 36 例,一般在服药 1～4 周间出现利尿作用,结果水肿全消 28 例,显著消退 6 例,减轻 2 例。另外治疗 2 周后,18 例急性肾炎血压升高者全部恢复正常,9 例慢性肾炎中 2 例恢复正常,7 例改善。临床观察发现,本法对急性肾炎疗效最佳,慢性则差,对肝硬化、心力衰竭引起的水肿无效。

另有报道,本法治疗 30 例急性血管球性肾炎,亦发现本品有明显的利尿降压作用,经治疗 27 例均痊愈。

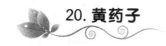

20. 黄药子

来源　薯蓣科植物黄独的块茎。

应用　**1.治疗地方性甲状腺肿:**服用黄药子煎剂,即用黄药子 250 克,两次加水煎至 2000 毫升,再与白酒 400 毫升混合为 2400 毫升 (不加白酒亦可),每次 5 毫升,每日 2 次,饭后服;或用粉剂,每日 0.9 克,分服或顿服;10 日为 1 疗程,停药 3～5 日,再行第 2～3 疗程。共治疗 127 例(其中Ⅰ度 18 例,Ⅱ度 47 例,Ⅲ度 48 例,Ⅳ度 14 例),经一个多月服药,停药 3 个月观察,全部患者颈围均有不同程度的缩小,治愈率为 68.7%,总有效率 100%。对照组用海碘散,治愈率 83.9%,总有效率 97.3%;Ⅲ度、Ⅳ度患者海碘散无效者,服黄药子仍有效。

2.治疗银屑病:取黄药子块茎 300 克,切片捣碎,加 75% 乙醇 1000 毫升,浸泡 7 日,过滤后即成黄药子酊。用时将酊剂直接涂擦皮损局部,每日 2～3 次。治疗 56 例,有效率为 87.5%,一般见效时间为 5～14 日,治愈时间为 3～5 周。

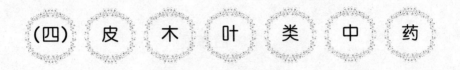

(四) 皮 木 叶 类 中 药

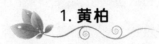

1. 黄柏

来　源　芸香科植物黄柏的树皮。

应　用　**治疗闭合性软组织损伤:**用黄柏、生半夏、五倍子、面粉各等份。先将面粉共炒至熟,放凉后与余药共研细粉,过筛瓶贮备用。使用时加食醋调成糊状,武火熬熟成膏,涂于损伤的皮肤上,范围略大于损伤面积,上盖白麻纸 4~5 层,再用胶布或绷带固定,1~2 日换药 1 次。共治 60 例,治愈 45 例,显效 12 例,好转 3 例。见效最短 1 日,最长 9 日,平均 1.23 日。据观察发现,疼痛愈烈,效果愈好。

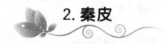

2. 秦皮

来　源　水樨科植物大叶梣的树皮。

应　用　**治疗细菌性痢疾:**用秦皮煎剂,每 40 毫升含秦皮 18 克。治疗小儿菌痢共 50 例,1 岁以下每日 8~10 毫升,1~3 岁每日 10 毫升,3 岁以上每日 15 毫升,分 4 次口服。体温恢复正常时间平均为 1.9 日;大便次数恢复正常平均为 8.1 日;21 例粪便培养至第 3 日以后均转为阴性。服药后有 5 例发生呕吐。

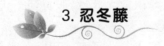

3. 忍冬藤

来　源　忍冬科植物忍冬的茎枝。

应　用　**治疗细菌性痢疾及肠炎:**单用忍冬藤 100 克,切碎,置于瓦罐内,加水 200 毫升,放置 12 小时后,用文火煎煮 3 小时,加入适量蒸馏水,使成 100 毫升,经纱布过滤,加入少量 0.1% 安息香酸钠作为防腐剂。1.6~2.4 毫升/(千克·日)口服,按病情轻重,酌予增减。一般初服 20 毫升,每 4 小时 1 次;症状好转后,改为 20 毫升,每日 4 次,至泄泻停止后 2 日为止。治疗菌痢 60 例,肠炎 90 例,除 4 例服药 1～2 日未继续服用外,其余 146 例均获良好效果,未见不良反应。症状平均消失时间为:腹痛 3 日,退热 2 日,里急后重2.5日,泄泻停止 2 日,大便成形 4.4日。

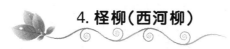

4.柽柳(西河柳)

来源　柽柳科植物柽柳的嫩枝叶。

应用　**治疗肾炎:**每日取西河柳 30 克,水煎分 2 次空腹温服,15日为 1 疗程,连服 1～4 个疗程。用于急性肾炎迁延期及慢性肾炎 10例,病程 3 个月至 2 年不等,尿蛋白＋～＋＋＋,结果显效(症状消失,尿检阴性)8 例,有效(症状消失,尿蛋白微量～＋)2 例。获效时间 7～20日,平均 14 日。服药期间未见明显副作用。

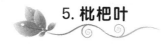

5.枇杷叶

来源　蔷薇科植物枇杷的叶。

应用　**治疗蛲虫病:**取鲜枇杷叶,刷去背毛,洗净,加水煮沸 1 小时,煎煮浓缩过滤至每 200 毫升煎液含生药 100 克。服药对象为 5～7岁儿童。治疗 122 例,每人于睡前及次晨空腹,各服药液 100 毫升,15 日后复查虫卵,结果:阴转率 67.21％,肛周成虫阴转率为 78.85％,肛周虫减少率为 88.14％。服药后副反应:服药后有 8 人恶心,1 人呕吐,1 人口淡乏味,3 人上腹不适,21 人稀便,一般无需处理即可渐消;部分服药前胃肠功能较差者,服香砂六君子丸、姜汤或盐酸山莨菪碱(654-2)片剂,可使反应缓解。

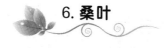

6.桑叶

来源　为桑科植物桑的叶。

应用 治疗结膜炎、角膜炎：取桑叶 60 克，野菊花 30 克，金银花 40 克，将上药拣净，加蒸馏水 1000 毫升煎煮 15 分钟，过滤，取药液 350 毫升备存，第 2 次再加蒸馏水 500 毫升煎煮 10 分钟，过滤，取药液 400 毫升，两次药液合并加热，沉淀，用漏斗放入药棉、纱布反复过滤 3 次，加入 3 倍量的 95％乙醇，静置 24～48 小时，过滤，回收乙醇至无乙醇味，精滤至 350 毫升，然后在每 100 毫升内加入 0.05 尼泊金，将 pH 值调至 6～6.5 之间，装入盐水瓶内，温热灭菌 30 分钟后备用。每日 3 次，每次 1 滴，重症时可 2 小时滴眼 1 次。治疗结果：显效 85 例（103 只眼），有效 35 例（48 只眼），无效 6 例（7 只眼），总有效率达 95.23％，见效时间长者 3 日，短者 1 日。

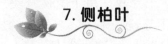

7. 侧柏叶

来源 柏科植物侧柏的枝梢及叶。

应用 **1. 治疗溃疡病并发出血：**

（1）煎剂：侧柏叶 15 克，加水 300 毫升，煎成 150 毫升为 1 次量，每日 3 次，多服亦可。

（2）粉剂：以侧柏叶焙制研末而成。每日 9 克，3 次分服。

共治疗胃及十二指肠溃疡出血 50 例。

结果：大便潜血平均 3.5 日转阴。对照组（采用胃病饮食、输血、镇静及凝血剂等）大便潜血转阴时间平均 4.5 日。观察表明，侧柏叶治疗胃及十二指肠溃疡出血，止血作用快，且对合并动脉硬化或高血压患者，止血亦较迅速。除个别服药后有恶心外，一般无不良反应。

2. 治疗百日咳：采用新鲜侧柏叶治疗，每日量 1 岁以下 20 克，1～5 岁 30～50 克，6～10 岁 60～100 克，加水 200～400 毫升，煎煮。每日服 6 次，每次 15～50 毫升，7 日为 1 疗程。治疗 92 例，观察 1～2 个疗程，临床症状消失，白细胞及淋巴细胞恢复正常者 80 例；阵发性痉咳明显减少或转为单声轻咳，白细胞及淋巴细胞接近正常者 10 例；临床症状及血象检查无好转者 2 例。服药期间未发现毒副反应。

3. 治疗慢性气管炎：取侧柏叶鲜品 30 克，豆豉 15 克，水煎，或开水浸泡后略蒸。每日 3 次，饭后服。10 日为 1 疗程。治疗 80 例，连续 3 个疗程，3～5 日观察一次痰量、颜色、性状及咳嗽、喘息、睡眠情况。结果：

近期痊愈 5 例,显效 26 例,好转 40 例,无效 9 例。总有效率 88％。一般药后 4～5 日症状改善,无副作用。

4. 治疗急、慢性细菌性痢疾:将侧柏叶晒干或焙干后研成粗粉,置于 18％乙醇中(以浸没药粉为度),浸泡 4 昼夜,滤取浸液。每次 50 毫升(儿童酌减),每日服 3 次,7～10 日为 1 疗程。治疗 114 例,其中急性菌痢 95 例,治愈 85 例,好转 10 例,治愈率 78.9％;慢性菌痢 19 例,治愈 15 例,好转 4 例,治愈率 78.9％;慢性菌痢 19 例,治愈 15 例,好转 4 例,治愈率 78.9％。临床实践证明,本浸剂有较好的抑菌或杀菌效果。但经高压消毒、煮沸或加防腐剂,均会影响其疗效。

5. 治疗腮腺炎:取鲜侧柏叶 200～300 克,洗净捣烂,将粗木质纤维拣出,只用绿色泥浆,加鸡蛋清适量和匀,摊布上,敷患处。每日换药 7～8 次。治疗 50 例,除 2 例合并感染同时使用抗生素外,48 例均未用任何西药,多在 1 日左右消肿止痛,1～2 日痊愈。

6. 治疗秃发:新鲜侧柏叶(包括青绿色种子)25～35 克,切碎浸泡于 60％～75％乙醇 100 毫升中,7 日后以滤液涂擦毛发脱落部位,每日 3～4 次。治疗 160 例,显效 33 例,有效 99 例,总有效率 77.5％。

7. 治疗烧伤:取鲜侧柏叶 300～500 克(视烧伤面积大小而定),洗净,捣烂如泥,加 75％乙醇少许调成糊状。经清洗创面后将鲜侧柏叶膏敷于烧伤部位,以无菌纱布覆盖,每日换药 3 次。共治疗 61 例,其中Ⅰ度烧伤 6 例,浅Ⅱ度烧伤 52 例,深Ⅱ度烧伤 3 例。结果:除 3 例大面积深Ⅱ度烧伤转其他治疗外,58 例均痊愈(创面愈合,不留疤痕,极少色素沉着)。3～7 日治愈 31 例,7～10 日治愈 27 例。治疗过程中无明显副作用及不良反应。

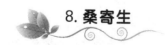

8. 桑寄生

来源 桑寄生科植物桑寄生的枝叶。

应用 **治疗冠心病、心绞痛**:用桑寄生冲剂(每包相当于生药 39 克),开水冲服,每次 0.5～1 包,每日 2 次。疗程最短者 4 周,最长 5 个月,平均 6 周。共治疗 54 例,对心绞痛有效率为 76％,其中显效为 24 例,以重度心绞痛及气滞血瘀偏阴虚者效果较好,这可能与其养阴通络作用有关。47 例心电图检查结果:显效 12 例,好转 9 例,无效 25 例,加重1例。

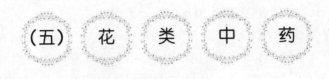

(五) 花 类 中 药

1. 白菊花

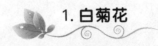

来源 菊科植物白菊花的头状花序。

应用 **治疗冠心病**：取白菊花300克，用温水浸泡过夜。次日煎2次，每次半小时，待沉淀后，除去沉渣，再浓缩至500毫升，内服，1日2次，每次25毫升，两个月为1疗程。观察61例，对心绞痛症状的总有效率为80%。对于胸闷、心悸、气急、头晕及四肢发麻等症状亦有明显疗效。

2. 野菊花

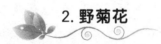

来源 菊科植物野菊的花。

应用 **治疗流行性腮腺炎**：取野菊花15克，煎汤代茶饮，每日1剂，连服1周，治疗56例，其中痊愈49例，好转5例，中断服药2例。

3. 红花

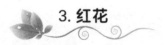

来源 菊科植物红花的花。

应用 **治疗砸伤、扭伤所致的皮下充血、肿胀及腱鞘炎**：取干红花按1%比例浸入40%乙醇中，时常摇动，为时1周，待红花呈黄白色沉于瓶底后，用纱布过滤。临用时加1倍蒸馏水稀释，将脱脂棉用酊剂浸湿外敷患处，再用绷带包扎，如果加热则效果更为显著。换药次数视伤处的轻重而增减。治砸伤、扭伤775例，痊愈347例，好转399例，无效29例。较轻病例2～3日即可恢复，较重者敷药后3～5日充血亦消失。治腱鞘炎59例，其中痊愈18例，好转39例，无效2例。

4. 槐花米

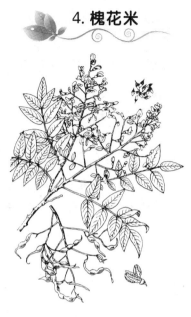

槐花米

来 源 为豆科植物槐的花及花蕾。

应 用 **治疗颈淋巴结核:**取槐花米2份,糯米1份,炒黄研末,每日早晨空腹服2匙(约10克)。服药期间禁止服糖。临床治疗30多例,均获治愈。

5. 芫花

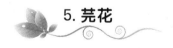

来 源 瑞香科植物芫花的花蕾。

应 用 **治疗冻疮:**取芫花、生甘草各5~15克,水煎成2000毫升,乘热浸泡手掌或洗浴冻疮部位,每次30分钟,每日2次。浸泡后药液,继续加温可应用2~3日。据不同部位、不同程度的冻伤患者76例治疗观察,均收到效果,其中对单纯红肿患者效果最佳,50%以上洗3~5次即可痊愈,无不良反应,对皮肤浅度糜烂者亦无禁忌。

注意:芫花有毒,内服煎汤,一般用量宜轻,逐渐增加,不可久服。

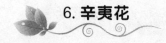

6. 辛夷花

来源 木兰科植物望春玉兰的干燥花蕾。

应用 治疗鼻炎及鼻窦炎:取辛夷花 3 克,偏风寒犯肺者加藿香 10 克,偏风热壅盛者加槐花 10 克。放入杯中,用开水冲,闷 5 分钟左右,频饮,每日 1～2 剂。治疗变应性鼻炎(过敏性鼻炎)120 例,痊愈 67 例,显效 29 例,好转 18 例,无效 6 例,总有效率为 95％。

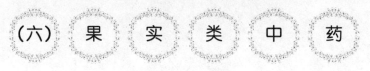

(六) 果 实 类 中 药

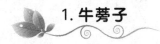

1. 牛蒡子

来源 菊科植物牛蒡的成熟果实。

应用 预防猩红热:取牛蒡子炒研成粉,过筛储存备用。2～5 岁每次 1 克,5～9 岁每次 1.5 克,10～15 岁每次 2 克,成人每次 3 克,每日 3 次。饭后用温开水送服,共服 2 日。临床观察 344 例,发病者 7 名,服药后 12 日内未发病者计 327 例,占 98％。一般在接触后 3 日内服药预防效果较佳,6 日后服药的预防效果不佳。如再次接触需重新再服 1 次。

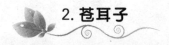

2. 苍耳子

来源 菊科植物苍耳带总苞的果实。

应用 治疗急性痢疾:干燥苍耳子每日 120～50 克,3～4 次水煎服;用新鲜干苍耳的茎叶每日 60 克,水煎,分 3～4 次服,1 周为 1 疗程。共治 110 例,其中 106 例服用苍耳子煎剂,4 例服用苍耳子茎叶煎剂。结果除 1 例胃肠反应较重改用他药外,其余均获痊愈,治愈率为 99.1％。治愈时间最短 2 日,最长 8 日,平均 5 日。治疗过程中,有少数病人有轻微恶心厌食反应,停药或静脉注射 50％葡萄糖 40～60 毫升,1～2 日后症状消失。

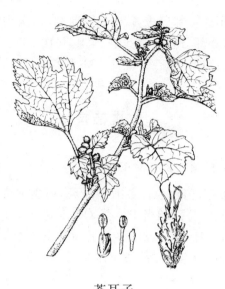

苍耳子

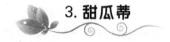

3. 甜瓜蒂

来源 葫芦科植物甜瓜的果柄。

应用 **治疗慢性黄疸型传染性肝炎**：用 5％甜瓜蒂水浸出液，每日 2～3 次，食后口服。年龄 10 个月～3 岁者，每次 1 毫升；4～12 岁者每次 1.5～2 毫升；成人每次 3～5 毫升。共治 103 例，10 日以内治愈者占46.6％，15 日以内治愈者占 92.2％。肝肿恢复至肋缘下 1.5cm 以内，在 30 日以内治愈者 35.92％，在 40 日以内治愈者占 97.09％。黄疸在 5 日内消失者占 70.87％，10 日以内消失者占 95.14％。尿三胆试验呈阳性及肝功能异常的病例，治疗后全部恢复正常。追踪观察 1～2 年未发现肝硬化或死亡病例。临床治疗中均未见任何副作用。

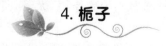

4. 栀子

来源 茜草科植物栀子的果实。

应用 **治疗急性黄疸型肝炎**：取山栀制成10％及50％两种煎剂，

每日 3 次,饭后服用。一部分患者用 10% 煎剂,每次 10 毫升,以后逐渐递增至 50 毫升;另一部分患者用 50% 煎剂,每次 10～15 毫升。共治 19 例,7 例痊愈,10 例接近痊愈。住院 9～63 天不等,平均 30.3 日。

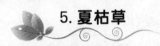

5. 夏枯草

来源 唇形科植物夏枯草的果穗。

应用 **1. 治疗肝炎**:急性黄疸型肝炎,用夏枯草、白花蛇舌草、甘草煎成 500 毫升药液,分别相当于生药 312.5 克、312.5 克和 156.25 克。每次口服 25 毫升,每日 2 次,28 日为 1 疗程。共观察 72 例,结果平均住院天数为 25.3 日,痊愈者占 62.5%(45 例),总有效率为 100%。

另有用夏枯草 60 克,配大枣 30 克,或瘦肉 60 克煎服,治疗 75 例患者,结果 62 例达临床治愈,占 86.6%。

2. 治疗肺结核:用夏枯草膏(中药店有售),每日 3 次,每次 15 毫升,治疗 23 例,其中 6 型 19 例,8 型 4 例,均为病灶进展、中毒症状明显、咯血而用抗痨药无效者。结果除 2 例无改变外,2 例中毒症状消失,食欲增加,精神状况改善,咯血停止,体温正常,痰菌转阴,血沉正常。其中 10 例 X 线拍片复查,病灶明显吸收。有效率达 91.3%。

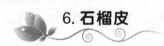

6. 石榴皮

来源 石榴科植物石榴的果皮。

应用 **1. 治疗细菌性痢疾**:每日用石榴皮 30 克,煎汤顿服,或用石榴皮煎汤浓缩,烘干制成片剂,每次服 4 片,每日 4 次(一日量含生药 15 克)。共治疗急性菌痢 72 例,服药 7～10 日后症状消失率 100%,大便镜检恢复率 97.22%,细菌转阴率 89.47%,治愈率 95.8%。少数病例服药后有轻微头痛、头晕和恶心等副作用,无需处理,于治疗结束后短期内即可消失。

2. 治阿米巴痢疾:用 60% 石榴皮煎剂,每次服 20 毫升,每日 3 次,饭后服,连服 6 日为 1 疗程。如无效可再服 1～2 个疗程,2 疗程之间停药 3 日。40 例患者 1 疗程后随访半年,均无任何症状,其中 36 例连续粪检

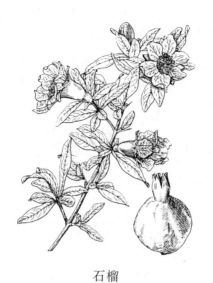

石榴

3次均为阴性。服药期间偶有恶心、耳鸣，能自行消失。

7. 大枣

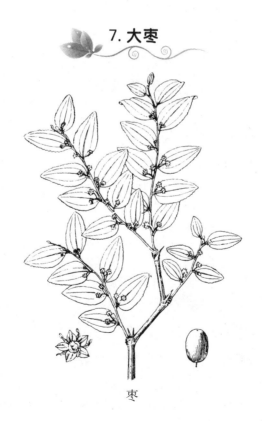

枣

来源 鼠李科植物枣的果实。

应用 **治疗内痔出血**：用枣炭散，即大枣 90 克，硫黄 30 克，置砂锅或铁锅内混匀共炒，当冒烟起火，大枣全部呈焦炭状时离火，凉后碾成细末。成人每日 3 克，分 3 次于饭前半小时以白开水送服，6 日为 1 疗程，如便血不止，可连续服用。共治 120 例，于 1 疗程后统计结果：Ⅰ 期 78 例、Ⅱ 期 24 例、Ⅲ 期 18 例，内痔出血的治愈有效率分别为 85.9％、79.1％、66.75％，总有效率为 81.6％。

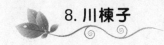

8. 川楝子

来源 楝科植物川楝的果实。

应用 **治疗蛔虫病**：用川楝子和川楝皮制成苦楝片，治疗 312 例蛔虫症患儿。第 1 次给药后大便虫卵转阴率为 59.61％，第 2 次给药后为 80.79％，第 3 次给药后为 90.37％。

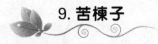

9. 苦楝子

来源 楝科植物楝的果实。

应用 **治疗头癣**：将苦楝子烤黄，研细末，用适量的猪板油调成 50％油膏。先用 5％明矾水将疮痂洗净，涂上油膏，用力揉擦使药透入。每日 1 次，一般 7 次可愈，继续用药 10 余次，便不复发。以上治疗 1614 例，1603 例有效，有效率达 99.32％。

10. 花椒

来源 芸香科植物花椒的果实。

应用 **治回乳**：干燥生花椒 7～8 粒，装入胶囊内，每次 2 个胶囊，于引产后开始用，每日 3 次，连服 3～4 日。此法用于 163 例中期妊娠引产的产妇回乳，有效者 153 例（服药后乳房无肿胀疼痛，无乳汁分泌），占

93.9％。妊娠月份越小,有效率越高。

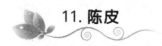

11. 陈皮

来源 芸香科植物橘及其栽培变种的成熟果皮。

应用 **治疗急性乳腺炎**:用陈皮 20 克,甘草 6 克,加水 150 毫升,文火煎至一半左右,过滤后残渣加水再煎。分 2 次服,一般每日 1 剂,严重者可每日服 2 剂(分 4 次服)。共治 88 例,绝大部分在发病后 1～2 日内接受治疗。结果除 3 例脓肿者施行切开引流术外,其余 85 例全部治愈,平均治愈时间为 2 日。服 1～2 剂治愈者 67 例(76.1％),服 3～5 剂治愈者 18 例(20.5％),平均为 2 剂。

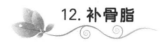

12. 补骨脂

来源 豆科植物补骨脂的果实。

应用 **1. 治疗白细胞减少症**:用补骨脂微炒,研为细末,每次 3 克,用盐开水冲服,每日 3 次,4 周为 1 疗程。如果效果不显者可停药 10 日,再开始第 2 疗程。观察治疗 19 例,14 例痊愈,4 例好转,1 例无效。

2. 治疗遗尿:补骨脂(盐炒)60 克,益智仁(盐炒)60 克。上药研细末过筛,分成 6 包,每日晨用米汤泡服 1 包(成人用量加倍),6 日为 1 疗程。共治 60 例,均愈,随访 5 年无 1 例复发。

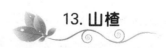

13. 山楂

来源 蔷薇科植物山里红的成熟果实。

应用 **治疗急性菌痢、肠炎**:用焦山楂 120 克,水煎服,每日 1 剂。治疗 42 例,结果:24 例菌痢中,治愈 20 例,临床治愈 3 例,好转 1 例;18 例肠炎患者中,治愈 11 例,临床治愈 5 例,好转 2 例。

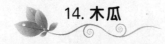

14. 木瓜

来源 蔷薇科植物皱皮木瓜的果实。

应用 **1. 治疗急性细菌性痢疾：**用木瓜片（每片 0.25 克，相当于生药 1.13 克），每次口服 5 片，每日 3 次，5～7 日为 1 疗程，病情严重者可连续服用 2 个疗程。共 107 例，有效率为 96.26％，治愈率为 85.98％，92 例平均治愈天数为 4.67 日。治疗过程中，仅个别病例有口干、头昏，未经任何处理而自行消失。

2. 治疗脚癣：用木瓜、甘草各 30 克，水煎去渣，凉温洗脚 5～10 分钟，每日 1 剂。共治 47 例，均获痊愈。一般治疗 1～2 周即可痊愈。

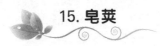

15. 皂荚

来源 豆科植物皂荚的成熟果实。

应用 **治疗小儿厌食症：**将皂荚置于铁锅内，先武火，后文火煅存性，剥开荚口，以内无生心为度，研细为末，装瓶备用。每次服 1 克，每日 2 次，用糖拌匀吞服。治疗小儿厌食症 110 例，痊愈 86 例，好转 18 例，无效 6 例，有效病例疗程 3～10 日，平均 5 日。

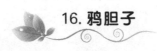

16. 鸦胆子

来源 苦木科植物鸦胆子的果实。

应用 **治疗阴道炎：**鸦胆子 25 克，加水 2500 毫升，微火煎至 500 毫升，过滤去渣，高压消毒。灭菌状况下用 500 毫升冲洗阴道，每日 1 次，7 日为 1 疗程。共治 270 例（其中滴虫性 37 例，真菌性 41 例，急性细菌性 192 例）。结果痊愈 240 例，占 94.1％，15 例无效，占 5.9％。另 15 例中断治疗，未作统计。225 例用 1 疗程治愈。

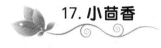

17. 小茴香

来源 伞形科植物茴香的果实。

应用 **治疗嵌闭性小肠疝:**取小茴香 15 克,小儿减半,用开水冲泡成茶热服,每次服 1 小碗。服后 15 分钟,患者自觉肠鸣,腹内"咕咕"作响,嗳气矢气,腹股沟处及阴囊肿物随即消失平复,疼痛骤然消除。服药 15 分钟后无效者,可按上述再服 1 次,半小时后无效者,应考虑手术治疗。以此法治嵌闭性小肠疝 15 例,其中小儿 7 例,成人 8 例,除成人 2 人服药无效行手术治疗外,其余 13 例均治愈。

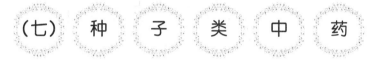

(七) 种 子 类 中 药

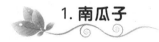

1. 南瓜子

来源 葫芦科植物南瓜的种子。

应用 **1. 治疗绦虫病:**用南瓜子 30～150 克(大剂量用至 200～300 克),槟榔 40～150 克(大剂量用至 300 克)。晨起空腹嚼食南瓜子或冲服南瓜子粉,半小时后再服槟榔煎剂,再过 0.5～2 小时服硫酸镁 50～50 毫升,以上用量小儿减半。据各地 300 例左右统计,排虫率达90%～100%。药后排出时间半小时至数小时不等,一般在用药后 2 小时许出现腹胀痛、肠鸣、欲排便感。多数患者 1 次即排出完整之虫,亦有少数需服 2 次或 2 次以上,随后腹痛等症消失,大便检查绦虫卵转阴。此外,南瓜子、石榴皮联合治疗猪肉绦虫、短小绦虫亦有较好疗效。副作用有恶心呕吐、腹痛、腹泻、头痛、头晕等。

2. 治疗血吸虫病:

(1)用南瓜子去油粉剂口服,每日 240～300 克,10 岁以下减半,10～6 岁 160～200 克。

(2)水浸膏(每 1 毫升相当于生药 4 克)口服,急性病例每日 180 毫升,慢性病例每日 60 毫升,儿童酌减。均以 30 日为 1 疗程。共计治疗

73 例急性患者,药后 1～5 日体温下降的占 89％,6～14 日下降的占 11％,75.3％的患者 1～10 日内体温转正常,随之症状消失,病情好转。治疗结束时半数患者肝脏明显缩小,约 3/4 患者肝区压痛消失,多数患者大便虫卵阴性。此外,体重、血象、肝功能、心电图等一般情况都好转。服药期间有轻度腹泻、恶心、食欲减退等,不久可自行消失。浸膏剂不良反应较粉剂为轻。治疗中有 3 例晚期患者黄疸指数上升,停药后 2 例下降,1 例仍持续上升并发生肝昏迷,故对晚期病例应用宜慎。

3. 治疗蛔虫病:南瓜子煎服或炒熟吃。儿童一般每次用 30～60 克,于早晨空腹时服,观察 5～13 岁粪检阳性患儿 56 例,服药后 1～2 日 51 例排出蛔虫,第 5～10 日 48 例恢复大便正常,有 33 例大便检查数据转为阴性。

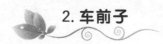

2. 车前子

来源 车前科植物车前的种子。

应用 **治疗泄泻**:每日用车前子 30 克,纱布包,煎成 400 毫升左右,稍加白糖,频频饮服。共治疗无明显脱水和电解质紊乱的小儿腹泻 69 例,年龄 4 个月～3 岁占多数,每日腹泻 5～15 次不等。结果:服药 1 日治愈 26 例,2 日治愈 36 例,3 日治愈 1 例,无效 6 例。

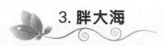

3. 胖大海

来源 梧桐科植物胖大海的种子。

应用 **1. 治疗急性扁桃体炎**:用胖大海 4～6 枚,重症 8 枚,放入碗内,冲入沸水,加盖闷半小时左右(天冷注意保暖),徐徐服完,间隔 4 小时,再如法用开水冲服。治疗 100 例,68 例治愈,21 例显著好转,11 例效果不佳。一般经 2～3 日即愈。

2. 治疗细菌性痢疾:用胖大海 15 克,放入碗内,冲入开水 200 毫升,如红痢加白糖 15 克,白痢加红糖 15 克,服汁并食胖大海肉。共治疗 200 余例,屡获良效,一般 1～3 剂可愈。

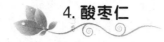

4. 酸枣仁

来源 鼠李科植物酸枣的种子。

应用 **治疗失眠**：每晚睡前 1 小时左右服生枣仁散或炒枣仁散，或两者交替服用，每次 3 克、5 克或 10 克，最多有一次服 30 克者，连服 7 日。治疗失眠患者 87 例，有效率 73.5%，并表明生品与炒品同样有效。有 7 例一次口服生或炒枣仁 20～30 克，未发现任何副作用及麻醉作用。

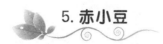

5. 赤小豆

来源 豆科植物赤小豆的种子。

应用 **治疗扭伤及血肿**：将赤小豆磨粉，用凉水调成糊，涂敷受伤部位，厚 0.2～1.0cm，外用纱布包扎，24 小时后解除。共治 52 例，其中砸伤 30 例，碰撞伤 8 例，挤压伤 5 例，关节扭伤 8 例，外伤手术后血肿 1 例。疗效：均敷 1～2 次而愈。受伤后速敷者效高，当天涂敷者，血肿范围＜5cm×7cm 者，1 次治愈；伤后多日的血肿，2 次治愈；拇、掌、腕、肘、踝关节扭伤后当日涂敷 2 次治愈。

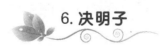

6. 决明子

来源 豆科植物决明的成熟种子。

应用 **治疗高脂血症 48 例**：用决明子糖浆（每 100 毫升含生药 75 克），口服每次 20 毫升，每日 3 次，2 个月为 1 疗程。降低胆固醇有效率为 95.8%，降低三酸甘油酯为 86.7%，降低 β-脂蛋白为 89.5%。对降低血清胆固醇及 β-脂蛋白有非常显著疗效（$p<0.01$），对降低甘油三酯亦有显著疗效（$p<0.01$）。

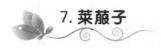

7. 莱菔子

来源 十字花科植物莱菔的种子。

应用 治疗便秘:用莱菔子(文火炒黄)30～40克,温开水送服,每日2～3次,用于老年性便秘32例,服药后2～12小时排粪20例,12～24小时排粪9例,超过24小时仍不能自动排粪3例。总有效率90.6%。全部病例无任何不适。其中8例,再次发生便秘,重复应用莱菔子仍有效。也有将莱菔子研粉,每晚用糖开水送服9～30克,用于顽固性便秘20余例,取得良好疗效。

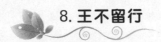

8. 王不留行

来源 石竹科植物麦蓝菜的种子。

应用 治疗带状疱疹:将王不留行焙黄研粉,用温开水调成糊状,外敷患处,每日2次,重症病人每日3～4次。治疗带状疱疹50例(重症10例,中度28例,轻症12例)。结果,轻度患者1周痊愈;重病例治疗10日疼痛消失,皮疹结痂。

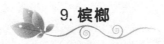

9. 槟榔

来源 棕榈科植物槟榔的种子。

应用 治疗绦虫病:将槟榔60～120克切碎,先用热水30～500毫升浸泡数小时,然后用文火煎至200毫升,于清晨空腹1次服下。服药前1日晚禁食或只食少量流质,服药后可视具体情况在半小时至2小时左右服硫酸镁20～30克。合并应用南瓜子者,则先服南瓜子粉80～125克,待半小时至2小时再服槟榔煎剂,而后再服硫酸镁。据研究,槟榔对猪肉绦虫治愈率多在80%～90%以上。

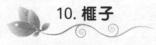

10. 榧子

来源 红豆杉科植物榧的种子。

应用 治疗丝虫病:取榧子肉150克,研末混合调蜜搓成150丸。每日服3次,每次2丸,4日为1疗程。临床观察20例,经静脉采血浓缩检查并计算蚴虫数,结果第 1 疗程后微丝蚴转阴 4 例,第 2 疗程后转阴 9 例,微丝蚴减少 6 例。在 2 个疗程中各有 5 例微丝蚴虫数反而增加,可能系药物的激惹反应。1 例病人在服药期间有轻度头晕。初步认为榧子对杀灭微丝蚴有一定作用。

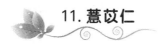

11. 薏苡仁

来源　禾本科植物薏苡的种仁。

应用　**1. 治疗扁平疣:**用薏苡仁制作煎剂内服,每次 10～30 克,每日 1 次,连续服用 2～4 周。治疗 27 例,结果 9 例痊愈,11 例显著有效,7 例无效,有效率为 74.1%。

2. 治疗传染性软疣:用生薏苡仁 10 克,碾成细粉,加白糖适量,开水冲服。每日 3 次,30 天为 1 疗程,1 个疗程不愈者,可连续服用第 2 个疗程。共观察 42 例,其中治愈 39 例,好转 3 例,有效率为 100%。由上可认为本品研粉冲服比水煎剂效果好。

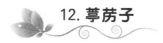

12. 葶苈子

来源　十字花科植物葶苈的种子。

应用　**治疗慢性肺源性心脏病并发心力衰竭:**葶苈子末,每日 3～6 克,分 3 次食后服。奏效时间多在第 4 日开始,尿量增加,浮肿消退;心力衰退的症状到 2～3 周时显著减轻或消失。共治疗 10 例均有效。服药过程中未发现任何副作用。

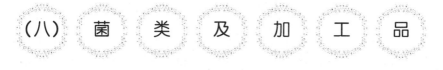

(八) 菌类及加工品

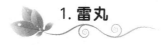

1. 雷丸

来源　多孔菌科真菌雷丸的菌核。

応用　**1. 治疗绦虫病**：以雷丸制成粉剂，每次服 20 克，每日 3 次，连服 3 日，可以达到完全驱除绦虫的目的，无副作用，不需其他泻药，亦无禁忌。临床观察 38 例，治疗后复查未见卵体，全部症状消失。另用雷丸粉治有钩绦虫病 10 例，每次服 20 克，每日 3 次，连服 3 日。服药后 2～3 日虫体全部或分数段排出，1 年后复查大便均无虫卵及节片。还有报道，用雷丸粉治绦虫病（牛肉绦虫）数百例，大部分患者服药后大便内可排出虫体及大量虫节片，虫体最长达 1.5 米，有的排出为虫团，有的排出死节片，颜色变灰，虫体变小；亦有无虫体节片排出者，经 3 个月以上的系统观察，并经大便化验检查，均未发现绦虫卵，且临床症状消失。

2. 治疗钩虫病：用雷丸研成极细粉，加适量乳糖或葡萄粉用开水调服，成人剂量每日 60 克，顿服或分 3 次服，隔几日再服 60 克。临床治疗观察 11 例，服药 2 次以上，经 1～3 次大便检查，除 2 例找到少量虫卵外，其余均阴转。

3. 治疗肠道滴虫病：雷丸生药水煎，成人每日 12 克，10～15 岁每日 9 克，5～10 岁每日 6 克，2 岁以下每日 3 克，饭前服，3 日为 1 疗程，未愈者停药 4 日后再服 1 疗程。服药第 1 疗程治愈 85 例，无效 9 例，此 9 例续服 1 疗程治愈 6 例，总治愈率达 95.7%。

另有报道成人以雷丸粉 8 克，碳酸氢钠 1 克同服；小儿 3～7 岁雷丸粉 2.5 克，碳酸氢钠 0.3 克；8～16 岁雷丸粉 2.5 克，碳酸氢钠 0.3 克；8～16 岁雷丸粉 4 克，碳酸氢钠 0.5 克，早饭后半小时服下，连服 5 日为 1 疗程，3 日后复查大便，如系阴性，继续服以巩固疗效；如系阳性，续服第 2 疗程，直到镜检阴性为止。治疗 55 例，治愈 52 例，除个别服药者有轻度腹痛外，均未发现其他不良反应。

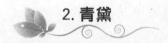

2. 青黛

来源　青黛是以下 4 种植物的叶或茎叶的加工品：①爵床科植物马蓝；②蓼科植物蓼蓝；③豆科植物木蓝；④十字花科植物菘蓝。

応用　**治疗恶性肿瘤**：每日服青黛粉 2～3 次，每次 9 克，用稀饭或蜂蜜调服。部分病例配合外敷，用稀米汤先调匀，然后涂于包块表面，范围大小与肿块相等，不宜涂抹过厚，以免产生疼痛。口服者个别病人产生口涎较多，腹泻、恶心，但未经处理，3～4 日后症状自行消失。治疗

恶性肿瘤 213 例,结果:

1.放疗、化疗的同时,加用青黛可以降低甚至清除因放疗和化疗引起的毒性反应;

2.放疗过程中加用青黛可减少放射剂量,缩短疗程;

3.加用青黛局部外敷可以镇痛并促进肿块变软、变小甚至消散,特别对鼻咽癌颈淋巴结转移效果较好;

4.由于青黛的合并使用,使放疗、化疗效果更加显著,患者全身情况常常获得改善,增加了对疾病的抵抗能力。

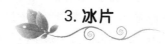

3. 冰片

来 源 龙脑香科植物龙脑香树脂中析出的天然结晶性化合物。

应 用 **1.治疗化脓性中耳炎**:用冰片 1 份,菜籽油 10 份,浸泡 1 周,装入滴耳药瓶,洗净耳道分泌物后,每日滴 3 次,每次滴 3 滴。共治 82 例,病情最短 3 日,最长半月。结果治愈 77 例,无效 5 例,总有效率 93.9%。77 例治愈者中,2 日内治愈者 12 例,3 日内治愈者 50 例,4～7 日内治愈者 15 例。

2.治疗口疮:以青冰粉(青苔、冰片各等量,研末)治疗口疮,适量撒于溃疡面上,闭口 10 分钟,每日 3～5 次,治疗 350 例,用药 2～5 日后全部痊愈。

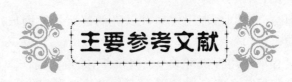

主要参考文献

1.韩公羽,沈企华.中药治疗常见病速查手册.杭州:浙江大学出版社,2013

2.韩公羽,沈企华,韩绍平.植物药的识别及临床实用手册.杭州:浙江大学出版社,2013

3.李承祜.生药学.上海:中国科学图书仪器公司,1952

4.苏中武,乔传卓,李承祜.生药学.上海:上海医科大学出版社,1989

5.张昌绍.现代的中药研究.上海:中国科学图书仪器公司,1954

6.徐辉光.常用中药知识.上海:上海科学技术出版社,1968

7.韩公羽,沈企华.植物药有效成分的研究与开发.杭州:杭州大学出版社,1991

8.上海中医学院中药学教研组.中药学讲义.上海:上海科学技术出版社,1962

9.湖南中医学院.临床常用中药手册.北京:人民卫生出版社,1992

10.中华本草精选本(上、下册).上海:上海科学技术出版社,1998

11.全国中草药汇编(上、下册).北京:人民卫生出版社,上册 1975,下册 1978

12.上海公费劳保药品应用指南.上海:上海科学技术出版社,1995

13.韩公羽,沈企华.植物性中药常识.北京:中国书籍出版社,2007

14.韩公羽,沈企华.植物性次常用中药.北京:中国书籍出版社,2008

15.韩公羽,沈企华.治疗常见病的植物性中药.北京:中国书籍出版社,2008

16.韩公羽,沈企华,韩绍玫.植物性药有效成分.北京:中国书籍出版社,2009

17.韩公羽,沈企华,韩绍玫.药食两用中药.北京:中国书籍出版社,2009

18.韩公羽,沈企华,韩绍平.清热解毒植物药.北京:中国书籍出版社,2008

19.韩公羽,沈企华,韩绍平.亦食亦药常识.北京:中国书籍出版社,2009

20.韩公羽,沈企华,韩绍雯.植物药黄酮成分与生理生化活性.北京:中国书籍出版社,2010

21.新华本草纲要(第 1～3 册).上海:上海科学技术出版社,1988～1991

22.第二军医大学药学系生药学教研室.中国药用植物图鉴.上海:上海教育出版社,1960

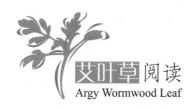

艾叶草 阅读

Argy Wormwood Leaf

艾叶草·健康自我管理必备书

在阅读中收获健康，让"健康"成为一种习惯

什么是"艾叶草·健康自我管理必备书"？

世界卫生组织研究发现，个人的健康和寿命 60% 取决于自己。我们"艾叶草"图书的理念就是"健康地传播健康知识"。这个品牌的每一本书都是经过精心挑选、专家审核认定的，力求将科学的健康知识传递给您，充分挖掘您的健康潜能，为您和您的家人送去一份健康。

"艾叶草·健康自我管理必备书"的特点

1. **精选**：通过专家审稿，将科学的健康知识传达给您。
2. **悦读**：以精练的语言、富有创意的形式传播健康文化。
3. **益身**：通过阅读，健康潜移默化地成为一种生活的习惯，提高生活品质。

————————————————— **"艾叶草阅读"书目** —————————————————

《标本兼治看胃病——30 年诊疗经验》

治疗胃病从认识胃的结构和消化过程入手
培育好您的后天之本，与胃一起快乐生活

生活中不经意间的细微的致病因素，也可以慢慢累积起来伤胃，我们的胃怎能经受得住这种长年累月的折磨？中医在两千多年前就强调"治未病"的重要性，今天的我们更应该采取积极的预防措施，来保护胃的健康。

这是一本让你走出治疗、预防胃病误区的佳作。相信通过本书，你能清楚地认识胃与生命、疾病与健康的关系，懂得运用合适的方式方法改善它们的关系，即便在患上胃肠疾病后，仍然能够重新建立起胃肠与生命系统的高度和谐。

专门介绍了一些如何及早发现胃病，防治胃病，最终彻底远离胃病的基本原则和通俗易学的方法。

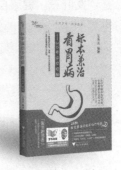

作者：王来法
ISBN：978-7-308-11766-1
定价：29.00 元

《慢性病防治 200 问》

近 70 种常见慢性病，如何合理地健康饮食、科学运动锻炼，
如何护理、预防复发，怎样运用自我按摩，怎样进行精神调养

心脑血管疾病、恶性肿瘤、糖尿病、慢性呼吸系统疾病等慢性病严重影响了人民群众的身体健康。

本书围绕高血压、糖尿病、慢性支气管炎、肺气肿、慢性胃炎、便秘、脂肪肝、胆囊炎、肝硬化、慢性肾炎、结石、前列腺增生、贫血、高脂血症、痛风、风湿性关节炎、婴幼儿腹泻、颈椎病、骨质疏松、多动综合征、妇科炎症、乳腺增生、子宫肌瘤、慢性鼻炎等近 70 种常见慢性病，讲述良好的生活方式、合理的健康饮食、科学的运动锻炼，常见慢性病如何辨识，如何预防，如何进行穴位按摩，如何锻炼，如何调整饮食，如何护理，如何预防复发，怎样进行精神调养。

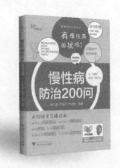

作者：施仁潮 竹剑平 严余明 编著
ISBN：978-7-308-12909-1
定价：29.80 元